佛系呼吸法

呼吸法門講義

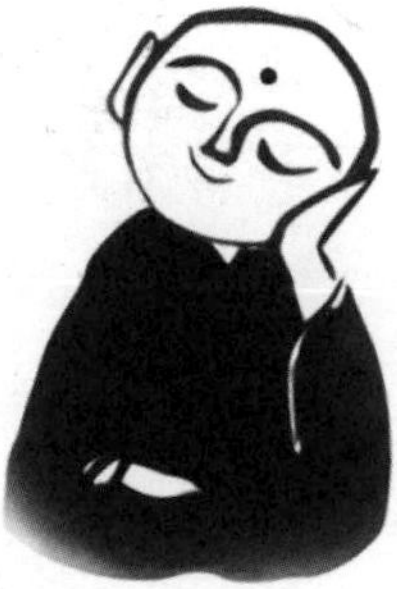

田安琪——著

目次

【自序】呼吸法門：肉身晉級的樞紐，超越煩惱的第一把鑰匙

大家都有爬山時力竭汗喘的經驗，不過許多人可能不知道，這時候並不一定是體力的問題，而是呼吸方法不對；大家也絕對有過思緒雜亂，或焦慮難眠的情況，但很少人明白，只要透過某種呼吸的練習，立刻可以還原腦內的正常轉速，讓心念逐漸平息下來，這時候得到一夜好眠便成了自然而然的事。

我大約在二〇〇七年開始以「吸一吐二」（吐氣時間拉長到吸氣時間的兩倍）的方式練習呼吸，初開始的時候只覺得，凡是做個三五次便能神清氣爽；不久，感覺到進氣量大而深，因此吐氣的時間可以延長更久，這時候，竟然有「暖氣周身充滿」的狀態。如果靜心時以這樣的呼吸當做前導，很快便可以進入深層內在，去到止息的平靜所在。

這樣的練習大約三個月之後，有一次沿著河岸騎單車，途中臨時起意，便騎上高高聳起的跨河大橋去到了彼岸。到了平地，我才意識到，方才一路上坡並沒有換檔或休息，更重要的是，我的氣喘症狀絲毫沒有出現。

直到二〇一五年看了《南師所講呼吸法門精要》，才明白呼吸簡直是肉身加值晉級的樞紐、是物質界超生到精神界的第一把鑰匙。

釋迦摩尼佛當年教導弟子們成道的修練法門，除了「白骨觀」，便是「呼吸法門」了。於是佛的大弟子迦葉、阿難等，一直到達摩祖師這一脈的大阿羅漢們，把他們的修持經驗集結整理，最後成了「十六特勝」，也就是從呼吸下手的十六個修行次第。南師所講《呼吸法門精要》主要就在描述這十六特勝。

二〇一七、一八年，我以《南師所講呼吸法門精要》為藍本，分別開了兩次讀書會，受到許許多多同學歡迎。有一次，講到老子「天地不仁」的真實意涵（坊間大多解釋有誤），剎然之間我感覺到場中一股如癡如醉的氛圍，彷彿八十多位同學同步溶解在《道德經》轟隆作響的真理宣說中；另一次是正在講述「十二因緣」，同學們被震懾住了，驚詫地說：「流轉生死之中，既死不了也不真的活著，真的好無奈！」是呀！我們如何才能好好呼吸、保持醒覺、真正的活著呢？

感謝同學們的投入、總編藍萍的催生、助理心瑀將錄音落為逐字稿，使得這本「講義」得以面市。從聲音成為文字是一個辛苦的工程，再從講學的風格，收拾補綴成文章形式的語句、段落、章節，更是一個需要大破大立的過程。如今，呈現在各位眼前的是一冊口語化的講義，相信讀來更容易入口；更希望，它能真正激起各位進入呼吸法門的興致，從而窺見生命的浩瀚真相。

第1課　呼吸足以影響整個生命狀態

生活中的優先順序

首先，請你們在自己的生活中排一下優先順序：工作是排第一名嗎？應該是排第一名嗎？在生命裡，什麼是最重要的？是幸福快樂、身體健康還是工作賺錢？

不用回答我，你們都有自己的評估。

到底幸福快樂最重要還是工作賺錢最重要，小心你的回答，你的回答有可能決定你這一生的方向。

有沒有想過賺了大錢是為了什麼？周遊世界？被肯定與羨慕？享受高檔生活？……其實那些都只是途徑，最終，人們是想要藉由那些途徑來找到幸福快樂，來擁有愛（的感受），不管是你有能力愛別人，還是別人愛你，幸福快樂才是你內心深處最終的渴望。但我們卻糊裡糊塗地繞了一大圈，透過追求各種外在的名相，來企圖獲得內在的這種幸福的感受，結果當然是越跑越遠。

這一門課，是在教各位怎麼樣讓自己擁有更多愛的感覺，擁有更多幸福快樂的感覺。但是大部分人對這種課的態度，總是不如對工作的態度。為什麼？因為「集體意識」。

「眾人的意識」稱之為集體意識，集體意識在不知不覺中被恐懼所操弄，而集體意識又操弄著你，讓本來應該最重要的事情被排在後面。你不敢違抗集體意識，於是讓你最恐懼的，你就最嚴謹，所以大部分人對工作態度才會是這麼的小心翼翼。

從現在開始要不要稍微改變一下？你明明想要的是愛，想要的是幸福快樂，不是嗎？我相信，你如果能夠花更多的能量，聚焦在上課上面的話，連工作都可以輕易改變；你不用花那麼多時間心力交瘁在工作上面，可是得到的回報卻會是過去的數倍以上。

慢慢去扭轉在生命中那些排序。

你可以回去好好的思考，現在繚繞在我生命裡有哪些事情？哪些單元？把它列下來，然後去排序。

「現在的排序」跟你「將來希望朝向的排序」，就可以看到中間的差異。從過去到現在，是不是真的在無意識中、在潛意識中被恐懼操弄，你越害怕失去的就排序越前面？如果繼續這樣下去的話，你這一生就是繼續被恐懼操弄。然後你就是十倍投入，然後得到十分之一的效果。

種下什麼因，得到什麼果。以恐懼為因的，不會得到美好的成果。

如果你想要得到愛，或是幸福快樂、健康，那要好好面對像這樣的課。好好地呼吸，呼吸即將改變你的生命。

「面對」的本身就很有力量

光是呼吸，這件事情就足以影響整個生命狀態。我會用非常邏輯的、你無法反駁的方式來揭開真相。不是只用空靈的方式來描述現象，其實現象背後都有一些大道理，應該要講清楚。

也有上過課的同學想要再上一次，同學說：「想要再深入學習一點，上次上完課時，生命起了一些變化。」生命起了一些變化，這樣很好。光是「面對」就很有力量，面對的本身就可以讓一件事情獲得扭轉了。你最害怕的事情，如果願意去面對的話，那一秒鐘就會發生變化。

我們真的花太多時間去背對癥結，我所謂太多時間不是現在這一世，其實應該是多生累世。多生累世習慣地逃避、在不知不覺中逃避，那麼，我們最害怕的，當然從來沒有面對與克服過，所以才會在這裡又相見。

如果你曾經面對「最害怕的」，曾經在裡面轉化，然後獲得提升，那你應該不用再待在這裡，應該輪迴到比較上面的地方。就是因為最害怕的事情都還沒有真正面對過，就會來到這純苦無樂的人世間。但能上這樣的課，已經比大部分人幸運多了，來這邊，就是你的靈魂已經準備好面對。

為什麼說人間是「純苦無樂」呢？因為這個二元的世界裡，凡是令我們快樂的，都會帶來它的反面，因為有得就有失，而即使是為了保住那個「得」，都會衍生許多煩惱。直到我們轉化了那個非「得」不可的執著，才會平息這個得與失的循環。這一切，還得從呼吸、專注起頭，然後才有機會深入內心，面對癥結。

不落入天平的兩端

大家都有談過戀愛嗎？有一種戀愛狀態會把我們推到頂點。頂點的意思就是：讓你沒有辦法放下。這種狀態就很有機會讓我們消融自我。

我的第一本書《我聽見天使》，其中有一篇來自純陽之師呂洞賓的訊息，至今對我仍然是非常受用的。

傳統修行路上的教導，總會強調無我、慈悲喜捨，好像自我不大重要；但是新時代又常著眼在自我，要愛自己、展現自我，最近幾年流行一種說法是要「接納自我」，接納自己的不完美。

老實說，這是落入天平的兩端，一邊把小我看成洪水猛獸，另一邊又太看重小我。當時我寫那篇文章時，我自己覺得，小我是很猖狂的東西，但是呂洞賓的訊息卻讓我耳目一新。

其實，不論是東方的佛法還是西方的新時代，最終都是要超越小我的。西方新時代的用語是「轉化小我」，東方用語就是「放下我執」，那麼道家的祖師爺呂洞賓說什麼呢？

他說：「**人們沒有辦法在完整自我之前消融自我。**」在呂洞賓的時代，還沒那麼偏重身體層次的修練，與後來道家修長生不老的發展略有不同。他舉了個很有趣的例子，可能是為了當時仍不這麼成熟的我，他說：「**正如女生打扮自己一樣，有些人雖然穿著簡單但很有型，但她可能不是一開始就是這樣子的，最初可能是多樣、華麗，琳瑯滿目，直到發現什麼適合自己、什麼不適合自己，才慢慢地反璞歸真。**」

呂祖的譬喻是不是很有趣？我們任何人的學習都會經歷這些過程。消融自我之前，小我就會很猖狂的要這個、要那個的，所以，你就去追求、就去要吧，把海底輪打開，讓那一股動力推著你去經歷，但是要始終帶著覺知。

所以，你想要談戀愛的對象是普通級數的，還是達到頂點的呢？差別在哪裡呢？如果你遇見一位讓你到達頂點的對象，就是你開始要消融自我的時候了。

你的頻率，決定你的感受，與人生狀態

我以前當學生的時候，很期待每週的課程。其中一個最重要原因是，我總是覺得這課程有一種很奇妙的「切換能力」。在上課前，也許我那天覺得很沮喪，可是經過在課堂裡面兩、三小時的洗禮之後，下課時，就會突然獲得一個新的田安琪。老師也不一定有跟我說什麼或是談些什麼，我可能只是坐在那邊聽課、聽同學分享等等；然後，下課之後再走出教室，便覺得已經煥然一新，甚至有時候還要刻意回想一下三小時前我為什麼如此沮喪，會覺得這個過程恍如隔世，而常常，我竟會在此時找不到沮喪的原因，或是說，原因變成好渺小、好不重要。

為什麼會這樣子呢？簡單來說，這類型的課程會拉升你的頻率。我們所有的機緣，以及我們的思惟跟感受，都跟自己的頻率有關。若是你的頻率落在一樓的話，就跟一樓的人事物交互感應、共振。如果你的意識在十樓的話，就跟十樓共振。一樓的人事物一定是充滿了各種沉重與雜亂，十樓就輕盈很多。那我們到底要跟幾樓共振？一定是越高樓層越好啊！

現在告訴你們「很多事情是幻覺」，沒有用，因為你如實地感覺到不幸。你感覺到你

很不幸，但那不是真的不幸，或者說，這個「不幸」的真相並非如此。要知道，同樣事情發生在兩人身上，那兩人感受是不同的。

我要消遣一下自己。我離婚兩次，也許有人會說：這人應該從此一蹶不振了吧！或是應該會被社會認為是一個「中年失婚婦女」。

我第一次離婚的時候，就已經感覺很奇怪：為什麼大部分人都把離婚的人視為失敗者，或者某種負面的形象，譬如「中年失婚婦女」，我從來沒有這樣想過我自己。當時有好多個案面臨離婚議題，他們很在意「離婚」這個名相，很在意眾人對這名相所集體投射的定義，所以當他們覺得婚姻不幸，也很想離婚的時候，又好害怕家人或是朋友把她視為是那個不幸的失敗者，他們認為只要一離婚，自己的價值就會跌到谷底。

我從那個時候才慢慢驚覺：那我自己的嘞？我也是集體意識眼中的「中年失婚婦女」耶！

但因為我沒有這樣看我自己，所以我從來沒有活出「中年失婚婦女」的狀態。同樣的事情發生在兩人身上，兩個人感受是不一樣的。但是有趣的是：那個人的感受，決定了那個人的人生狀態。

所以，要不要好好整理一下你的感受？至少要先覺知到，感受是從你自己所生出的，並不是真相。

如果我現在告訴你一個大道理——你感知到的，都是你自己投射的幻覺。這樣一再強調沒有用，還是必須透過你的真修實練，自己去看清楚，先從小事件上去印證，之後，把這個道理應用到你的人生大事件裡面。

譬如說，你跟一個朋友在通訊軟體裡互動，講了一件事情，他突然已讀不回了，過了好久的時間都無聲無息。你就會想：我剛講的那些事情說錯了嗎？是不是觸怒他了？於是開始傷心、不爽，腦內就會開始升起各種故事與小劇場出來。結果二十分鐘後，他回說：不好意思，我剛接了一個的電話。

這件小事是證明，你剛剛那些腦內劇場都是幻覺。

透過課程，一次次的訓練我們去看到：不是只有這一個小事能夠證明你腦內想法都是幻覺，所有的想法都是你的幻覺。

如果一次又一次這樣練習，日復一日這樣練習，甚至分分秒秒保持在這樣的自我覺知裡面，你有一天可以透過自我覺知，立刻就看到自己的起心動念在做什麼，你就可以一秒鐘就抽身，不會墮入自己的那個幻覺而信以為真。你就不會把自己定位為一個中年失婚婦女，或是一個不被重視的員工，或因為老公不理你了，所以自己是一個不幸的人……在那個總是被遺棄的悲劇裡頭，被拒絕而沒有價值的一個人。

有人這樣告訴過你了嗎？你是一位中年失婚婦女、你是一個如何如何的人……就算有人這樣告訴過你，你也不用照單全收。

別人對你的看法只代表他自己，你對別人的看法只代表你自己。

這副「對聯」很重要，但也是要透過你的真修實練去證明它，在面對別人對你有評論的時候，第一秒中抽身出來，不要落入別人對你的評價裡面，全部買單並信以為真。

投入多少，收穫就有多少

總而言之，我現在要表達的是，這不只是一門知識性的課，這門課程將透過佛的教導來改變各位的生命狀態，至少會有個正知正念的起步。

上我的課其實應該算是輕鬆，因為我會提醒你們不要強記硬背，也會提醒你不用抄筆記。為什麼？背下來有用嗎？背下來，你的人生也不會照著走，增加你腦袋的負擔而已。你真的在那個狀態，你一聽就懂；聽不懂的，表示你不在那個狀態，你記下來也沒用。

但是，我相信每個人跟我一樣，心中有個暫存區，現在雖然聽不懂，把它先暫存起來，有一天突然靈光一現，於是在暫存空間裡面有個資訊突然對應上了。所以不用記也不用抄，注意聽就好。當你不用記、不用抄的時候，你可以全神貫注在聽講裡面，這樣對你們的幫助更大。因為當你全神貫注在這裡的時候，收攝在聽講裡面的時候，它的作用不是你的耳朵在聆聽而已，是整個身心靈都在吸收。

此外，當你全身心靈都匯聚（專注）的時候，你的頻率會改變。當我在這裡教課的時候，自然而然會煥發一種能量的振動，如果精神力沒有匯聚過來的話，你沒有辦法真的吸收（應和）到那個頻率。當你擺脫那個要抄筆記、要強記硬背的罣礙的時候，便能夠全神貫注在與我共振，就會獲得最大程度的滋養。那麼，就算聽不懂，都有很大的收穫。

建議各位先瀏覽一下南懷瑾老師的《南師所講呼吸法門精要》，不一定要看懂，稍微知道一下上課的節奏，你接下來上課的時候交互感應的狀況會更深。你完全空白無知的狀況進來，跟你知道這堂課要講哪些內容，起跑點是不一樣的，有預習，你的攝受會更多。

總而言之，你投入多少。就預期了你收穫有多少。

課問問答

生：如何不再一直討好心儀的對象？

師：這個問題不在討好。你為什麼不想要討好？是因為怕失落，怕他的反應不如你的期待。

這個問題要分成幾個階段來談，不能一開始就叫你放下期待，一般人都沒辦法一下做到，那是一個最終的方向。

真正的解脫是「最後我們放下對欲望的執念」，但前面一個階段是什麼呢？就是一直去做、去討好，做到你自己極度失望。我們以為做這個可以得到愛、做那個可以得到愛，那就放手去做做看，結果會證明你的所作所為都不能得到愛。既然如此，你就會認真想找到別條路。

於是一邊付出、討好，一邊去覺照，觀察你自己的起心動念，看到自己念頭的紛紛擾擾。從這樣的自我覺照，去認出自己那些不被愛、想要付出去討好的真正原因是「內在的恐懼」。透過一次次練習自我覺照，逐漸把底層的恐懼轉化，透過這樣日復一日的練習，有一天絕對會發現自己變得不一樣了。

第2課　東方的修行法門

從佛法入手

南懷瑾老師（以下簡稱「南師」）首先提到的是：「佛學」是什麼？「佛法」是什麼？「佛教」是什麼？

這三種，我們即將進入的是哪一道門？

是「佛法」。但不必壓力那麼大，佛法是很生活化的東西。即使你們原來可能接觸過佛法，覺得佛經好艱深，覺得佛法不屬於紅塵……放心，我會用你們聽得懂的語言去講，讓你們清楚生活裡頭處處是佛法。

在此不是由「佛教」入手。如果你原來是像一張白紙的人，也許需要一些戒律，透過某種程度的約束。進入一個法門，那是必要的。

修行粗分有三個階段。第一階段是戒律乘，再來是菩薩乘，而後是金剛乘。

第一個階段需要一些外來的力量約束，那是佛教的階段，佛教會告訴你什麼要做、什麼不要做，給你一個標準，按照那些規矩去操作。但是那是從外面來的力量，最後還是希望從你們的自發心開始。

第二階段菩薩乘，意思是說，自己有那個心，已經生出慈悲心，自動自發地願意去做。

就像我們每日靜心，你把它看成是一種戒律呢？還是真心實意地去做、滿心歡喜地去做？

到第三階段是金剛乘。菩薩乘是讓你生出慈悲心，金剛乘是讓你到有智慧的階段，就是所謂般若。

菩薩因為慈悲心而進入五濁世間度化有情眾生，但一般人所不知道的是，度化的過程裡也有難題逆境，為了更強而有力的度化，菩薩在那過程裡不斷地提升視野、修練智慧，直到圓滿一切遍智。所以菩薩乘和金剛乘可以說是相互扶持的修練。

簡單來說三階段是以上這樣。

有時候我難免會說一些知識性的東西來娛樂一下各位的大腦。大腦對資訊的東西會感到興奮。我們目前沒有要從「佛教」進入，也沒有要進入「佛學」這一道門。佛學是知識性的東西，那是學院派的教法。

我一再強調，知識不但對生命不一定有幫助，而且常常是有障礙的。你知道那麼多道理，然後你就一直勉強自己用道理來操作你的人生、違反你的人性，後來就大反彈，然後把所有靈性書籍燒掉，還說全部沒用，因為努力了半天還不是打回原形。我們也許都這樣經歷過，就是很刻意地把那些很靈性的、知識性的概念操作在自己身上，結果到後來只是枉然。

拿掉恐懼，展現神性

太多知識會變成壓力。例如，靈性書籍或是一些宗教的書籍，告訴我們要有愛，尤其是告訴我們要「無條件的愛」，然後你就完全被激勵，大聲說：「是的，過去我就是沒有無條件的愛，尤其在親密關係裡，就是因為我以前不曉得需要付出無條件之愛！」

於是乎，你就開始在親密關係中去檢視自己，是不是有付出這無條件之愛？有時候明明覺得感情受創，可是你那自以為靈性的部分會告訴你：「這時候需要無條件的愛去包容、去化解，要接納對方的所有面向。」所以你就不斷地包容對方，期待自己成為無條件之愛的最佳例證。但請問後來，無條件之愛就這樣被打開了嗎？幾乎是沒有。

無條件之愛不是這樣打開的，你們搞錯了。

我在這裡宣布：你們裡面本來就有無條件之愛，本來就有。可是弄了半天，你為什麼無法「操作」出來，最後還是覺得有許許多多委屈。為什麼？

有件事情你沒有做。

「神性」就在你的內在最深處，神性包括無條件之愛，所有的愛與豐盛都可以在神性裡面被展現，但是為什麼你無法觸及你最深邃的神性呢？

因為恐懼太多，擋住了你的神性。所以，你要做的事情並不是一直催眠自己說「我要付出無條件之愛」，而是你要把那些恐懼拿掉。

你本來就有神性，只有把恐懼拿掉，神性才有機會展露，揭開那些遮擋，神性會自己煥發出來。

也許你們都聽過這種說法：「我們內在本來就一切俱足。」大家都背起來了，還都會跟別人講這些大道理；朋友來找你訴苦，這時候你還會說，你一切俱足的，不要擔心。是你弄錯方法了，其實不是去告訴自己：「我應該要這麼說、要那麼做、應該要體現一種高原的狀態……」不是這樣操作的。需要去做的，是觀照到「恐懼」，然後透過三部曲去轉化它，佛法的用語是「遮遣」，把遮擋住「俱生原始光明」（神性）的障礙遣除掉。

靈性三部曲

什麼是三部曲？現在先簡單說，將來我會用更多的實例，讓各位真正進入三部曲。如果你願意，這堂課開始就去操作。

三部曲是我教「光的課程」時訓練學生的方法。我把持修化成三件事情，依序做到的話，那你的生命會轉變。

什麼是三部曲呢？

從「覺察」自己開始，也就是覺察自己的起心動念，特別是令自己升起煩惱痛苦的恐懼。

然後是「靜心」，並在靜心中轉化所覺察到的恐懼。靜心的時候你的光度較強，頻率較高，這時候以意念將覺察到的恐懼煩惱釋放在光中，讓它們被轉化。

最後是「重新選擇」，當前兩步的基礎功做足了，會自然來到這裡，那是一種「無作妙力」——無有作意之下自然升起的奧妙力量。會把你從原來的慣性思考、慣性覺受中抽身出來，那個重複使自己在煩惱痛苦輪迴中的業力，已經消褪，你可以走上一條新的路，不再被綁縛住。

一、自我覺察

第一部曲「自我覺察」的最初步功夫，得要練習好幾年，才能大致有所掌握。但是不用擔心，從你練習自我覺察的那一天開始，自然就會有效果。

若你能夠持續不斷地練下去，練到能夠分分秒秒地覺察自己的起心動念，你變成自我覺察的練家子的時候，內在的惡念是一看到就被轉化，那個有力量的覺察就像是一道光，它劈了進去，內在暗處剎那間被照亮。

但前面幾年，你不知道現在看到的是不是那個核心的重點，並且你可能一邊看、一邊自我批判，這個時候，還不是在自我覺察，你還在用頭腦看自己，用意念看意念，那個較高的、如如不動的「覺察者」還沒有被培養出來，或者還無法穩定地存在。

但總而言之，第一步叫做自我覺照或是自我覺察，就是常常地去看你自己的起心動念。我說「常常」其實是太放鬆了，應該是每分每秒都持續在覺照裡面。譬如這時你正在聽我講課，很專注在學習，可是同時你也有一個覺知、覺照的眼睛，始終持續地在旁邊覺照自己的起心動念。這個要長時間練習，覺照才會被你養大，不然當挑戰來的時候，會一下就被淹沒，特別是當恐懼被擊中的時候，會立刻陷入自己的幻覺，哪來的覺照？

覺照是清醒的、獨立在所有情境以外的，沒有繁雜的思惟、感受。覺照是超然地在照看，特別是你的起心動念。而你每分每秒起心動念都在變換，所有會變化的東西都是假的，只有持續不變的才是真的。

今天你看到一個人覺得好可愛，然後吵架的時候覺得他很討厭；吵架的時候覺得他是某一種人，他說愛你的時候就覺得他是另一種人，那他到底是哪種人？這說明感受是假的。

所以，自己的心念與情緒是泡影，它變幻無常，而那個你即將培養它獨立於這些無常之外的「覺照者」，如如不動，它才是真的。

像這樣的課程，若是你們願意跟著學習，跟著實修，那麼它會讓我們對於這些虛幻的執著慢慢褪去，讓我們找到那些恆久不變的東西。

我們都渴望恆久不變的東西。

大部分女生都希望能夠擁有恆久不變的愛，你以為恆久不變的愛在外面嗎？透過這樣的訓練，你會知道，恆久不變在你裡面。只是從「知道」到真的能夠「待在那裡面」，還有一段距離啊！沒關係，繼續走下去，自然就會到那裡了。

「那些變化的東西都是假的」，即使我們的腦子已記住這個道理，但我們還是常常被假的所騙，所以，要先從第一部曲開始。

從覺照起心動念開始，你要知道你的心念是一直在變的，所以你就不會那麼在意你現在所想的、你下一秒所想的，你知道都是會變的，那你何必執著？

今天覺得他是好人，明天覺得他是壞人。今天覺得自己很棒，明天又覺得自己不怎麼樣。後天覺得自己被愛，然後再過兩天又覺得自己被遺棄。於是有一天你就知道，一切都會變的，那何必這樣執著？

這可能是佛法中最重要的道理了。

我是用非常平凡的話語在講述很重要的佛法。你們如果今天都匯聚精神去聽，那些道理會慢慢沁入你的細胞、心神。如果你透過你的自我覺知，慢慢去習慣「你的信念就是這樣一直變來變去」，你會執著嗎？你不會再執著於「自己是個爛人」的那一種念頭裡面。

最可怕的是，掉入你的某一個執念，然後出不來。你覺得你永遠就會這個樣子下去，而有輕生的念頭。我可不是隨便開玩笑，有些季節是憂鬱症好發期，憂鬱症就是鑽到一個牛角尖，便覺得自己就是沒有希望了，沒有人愛我，進入這種執念中。但是，就像我剛剛說的，那些念頭、那些你對自己的定義、你對別人的感受，就是會一直變來變去的，沒有一個是真的。

我再說一次剛剛的道理：**會變化的都是假的**。

我們這堂課沒有要研究佛學，也就是知識性的東西。剛剛說的無條件之愛，就是知識性的東西；如果它對你而言，已經不是知識了，那我就要恭喜你。我們沒有要研究佛學，是要進入第三道門，叫做「佛法」。

二、靜心

三部曲的第二步是靜心。

感覺上，覺照是覺照，靜心是靜心，好像兩回事，但中間有沒有連貫？有的，有兩個層次的連貫。

第一個層次的連貫是：初學者的自我覺察還無法分分秒秒連續去做到，但你至少從一個地方下手去練習，就是：從心情不好的時候開始。

當你被人家戳到痛點時，你很惱怒。「惱怒」你總會感覺到吧，「感覺惱怒」是「心」運作的事，「覺照」是在「頭頂上方」運作的事。惱怒的時候，就把「心」這邊的運作提升到「頭頂覺照」這邊的運作，看看會發生什麼事？

覺照，到最後也不過就是知道：**在內在造成痛苦真正的原因，跟外面無關**。

看起來是外在世界的某個人觸怒你，但是對方觸怒你和觸怒我，是不一樣的狀況喔！也許你會執著在怒氣與委屈中好一段時間，但我大概只會喝斥一頓之後，這件事就過去了。你可能會說，靈性老師怎麼可以喝斥別人？我現在是用一些比較莞爾的方式，去打破很多人對某種靈性境界的莫名想像。

修行道行高，或許不是你們原來想像的樣子：如如不動啊，或者溫柔有愛啦那些「外在」的樣貌。其實，道行越高則罣礙越少，因為罣礙少，大家會看到他們不符合世間靈性框架的一面。

初學者練習自我覺察，得從你感受到心情不好的地方下手，惱怒、傷心、沮喪都算是你的感覺。從那個感覺出來，提醒你「有事了」，因此透過覺察來看一下自己為什麼會這樣想？為什麼會感覺到那個人貶抑我、我有受傷的感覺？

於是覺察系統偵測到：原來我從他的話語裡面，感覺到他沒有那麼重視我，我有種被遺棄的感覺。最後找到原因是：我自己感覺被遺棄，是我覺得我的價值不夠，是我覺得我的自尊被踩到。

這是你自己生出的感覺。對方儘管做出不利於你的事，但如何覺受、覺受的程度都取決在你。說穿了，是每個人由各自不同的業，來決定這個覺受的。這個在佛法的「十二因緣」裡頭就已經講盡了。

那是你們自己生出的覺受，如果你本來就沒有對自己有這樣的看法與覺受的話，就沒有人有辦法傷害到你。

所以，當你覺察到內在那個根本原因之後，你帶到靜心裡面，靜心的時候是你的頻率與光最強的時候，讓那個「頻率」與「光」去轉化你所覺察到的內在黑暗。我們痛苦的根本原因就是那些內在的暗點，靜心時，讓光照進去。

你可能有疑問，光要怎麼照進去？

「轉化被遺棄情結」，你只要下這個意念就可以了。你在靜心時，只要心中默唸：請轉化我的被遺棄情結。光就進去了。

我常常鼓勵學生分享自我覺察的心得，有些初階的學生很動人，他們願意在眾多同學面前去揭露那些內在很隱私的東西，那些可能連對最好的朋友都不願意講出口的東西。

是的，當你們這樣揭露自己的時候，光就進去了。把你內在深處某些原來覺得不堪的東西說出來，就等於打開一扇門，光就照進去了。如果一直壓抑在那邊，堵住了內心，光就進不去了。

上乘的覺照就是一道光，需要去長久練習，才會真正匯聚成光。

一開始就是要慢慢練，看到了自己內在的恐懼癥結，然後帶到靜心中去轉化。

三、重新選擇

第三步重新選擇，是指我們終於可以自然地跳脫慣性，做出不同於以往的反應。

我們的習染或是慣性很強大。集體意識有集體意識的慣性，個人有個人的慣性。人家說了你什麼，你的慣性便會跑出來、跳起來去自我防衛，去用多生累世以來已經習慣的方式去回應這個世界。

舉例來說：你有很深的被遺棄情結，所以你在親密關係裡面就很害怕分手。有些人的習染是，越害怕分手就黏得越緊、控制得越深。

另外一種人可能完全相反，猶如天平的兩端，天平另外一端就表現出淡漠、抽離：別人無法照顧我，自己顧好就好啦，我得讓別人覺得我是一個很好照顧、很獨立自主的人。看起來好令人憐惜，交往時不用花太多力氣，所以久而久之，就真的沒得到什麼照顧了。

還有更甚者，是：我好害怕分手，於是我先分手。然後還很得意說，從來都沒有被分手過，都是我分手別人。直到有一天上了課才知道，不是因為我比較有辦法或是比較獨立，是因為我有被遺棄情節，所以我才一直有這樣的慣性。

前面第一步、第二步俱足了，第三步「重新選擇」其實通常是自動發生的。有時候需要用點力的臨門一腳：在覺知中發現自己又要回到舊的慣性時，稍微轉一下方向盤，一點點就好，不需要太用力。只要前面兩步做足了，慢慢發現慣性開始改變，會看到自己以前沒有機會看到的風景。

以上三部曲，就從正面面對恐懼開始。

呼吸，東方的修行法門

這套呼吸法門，是釋迦摩尼佛的大弟子們，大迦葉尊者、阿難以至於達摩祖師等等，他們修持實證的經驗。當年許多大阿羅漢們可以長生不死，留形住世，都是從修練呼吸法門開始的，但那是附帶而來的成效。透過呼吸入手的這套修練法，首先帶來的是青春停駐，再來是煩惱的解脫，最終是各種知見的解脫。其實，所有知見都是有局限的，當局限打開了，那個「知」周遍一切，內心不會升起見地。

釋迦牟尼本名悉達多，他是王子，本來要繼承國業，但卻三十一歲的時候出家。他明明就是有妻有子的，還有大事業，整片國土都是他的，結果他竟然出家了！從世俗角度來看，拋妻棄子的男人叫渣男。

但是釋迦牟尼佛的覺悟與成道，能夠教化與啟發無數人，使得世世代代的眾生從煩惱中出來，那麼當然不可能立足在世俗的價值體系中。

現在就告訴各位：三部曲一直做下去，你會發現，你很多的起心動念，只不過是社會價值觀的染汙而已，不過是你被社會價值觀侵蝕之後得到的思惟而已，不過是你現在認為是對或是錯的某種價值觀所催眠影響的結果而已。

佛的教導綜合起來，最重要的有兩套。第一套是呼吸法門，第二套是不淨觀白骨觀。這裡要講的是呼吸法門。

釋迦牟尼佛在他年輕的時候，曾經練習了六年的呼吸法，而且在深山裡苦修，在二十幾歲的時候，搞得面黃肌瘦，而且頭痛不已。可是為什麼後來又開始推行呼吸法門，書裡沒提，說不定佛陀自己也沒講過。但是我個人是有些心得的。

在我練呼吸的這些年，自己有一些周折。我不是因為看到書裡面講到了呼吸法，才開始練習呼吸的。是在光的課程靜心中，我發現，自然而然地讓某一種緩慢節奏的呼吸融入在靜心中的話，會感覺到，身體的氣場會變大一些，身體會變暖。我覺得好好玩、有趣，又剛好那時候看到奧修在某本書裡面提到呼吸，簡短的一兩句，提到他對呼吸的理解、呼吸的看法或是呼吸的方法，我嚇一跳，想說怎麼跟我的經驗很相像！我增加很多信心，於是就在我的靜心裡持續那種呼吸方法。

直到二〇一四年，看到《南師所講呼吸法門精要》這本書的時候，便好奇南大師如何談呼吸和引導呼吸。在此之前，我並沒有接觸過東方的修行法門，不論是南師還是佛的教導。

因為這本書很薄，而當時我需要一本隨身可帶的書籍，所以便決定立刻買下。不看則已，一看就停不下來，從此之後，我的閱讀就往東方這條路走去。這本書，等於是我走向佛法——更精確地修心之路的濫觴。

練呼吸，練就飽滿的氣場

佛法談修行的層次跟過程非常地細緻，也很講究論證，這是新時代那些書辦不到的。新時代可以帶我們入門，可以給初學者一個「心念創造實像」的簡單概念，也給初學者一個新奇的宇宙觀。但如果真的要終極地離開煩惱痛苦的話，那得持續地克己修心，不花時間去究責別人，而是反求諸己地、長年地一步一步往內走，那麼佛法可以給你很精確地引導。

雖然這本書沒有談到佛陀後來為什麼把呼吸當成是最重要的教導之一，但是我個人因為練習呼吸，不僅練就更飽滿的氣場，在實際的身體層面，也得到很快速的幫助，我本來有一點氣喘體質的，在三個月到半年之內就完全改善。

但教學的過程中，我慢慢面臨一些身體和氣場上的挑戰。大約從二〇一四年開始，我的學生越來越多，我身體的承載越來越大。因為老師與學生之間是有一些能量交換的，或者有些或輕或重的業力交換的，那我必須要很強壯才行。不只是身體強壯，我的氣場與內在也要很強壯才行。

我原來沒有警覺這件事，因為剛剛出來教課那幾年，狀態好到：教完學生或是我出去做完很大場面的演講，結束後，我都不用清理自己，走路回家散散氣就好了。不用像現在，上課前、下課後，都得淨化自己、學生和環境。當時，似乎就是活在宇宙的最高法則中，覺得信念創造一切。

可是，當我學生那麼多的時候，到我支撐不住、然後倒下來之後，才變得更謙遜，才知道，「人」的概念是層層次次的，信念也許在很高那邊，可是肉身在這邊，又沒有化為虹光，必須承認肉身有肉身的反應啊！到這個階段的時候，發現原來練呼吸好像不夠了，我就開始練習奇經八脈，也得到一些幫助，可是後來連這個都覺得不夠。一段時間之後回頭看，其實還有另外一個原因：不只是因為學生多，也因為當時人生有另一個重大事件造成了負擔。

但在多學了一些功法，然後淨化、除障的手法建立之後，最終我仍然又把重心放回到呼吸，見山又是山。

放鬆、放慢呼吸去啟動生命能

所有的功法練成之後，得留意，不要執著在功法招式之中，那樣反而讓身體緊張，影響氣脈運行。練成了，接下來就是「放下」，讓功夫自然融入在你之內。其實最後就是收攝心念，放鬆身體、和緩呼吸就好。

不管是透過「光的課程」打通的中脈，也就是十二個脈輪，或者練奇經八脈（八個主要的氣脈），過去那麼多年，我就是透過中脈再搭配八脈，幫我把氣脈練得比較暢通。然後我再轉回到呼吸時發現，最基礎的呼吸，根本沒有講求哪些氣要走什麼路徑。

需掌握的原則就是：在最放鬆的時候，慢慢進入那個最慢的呼吸節奏去啟動「生命能」罷了。呼吸法門是一個生發氣機或回返氣機的源頭，你不需要選擇哪一個路線去把呼吸的氣送到哪邊，只是去掌握最慢的節奏，讓熱能自然地煥發出來。

可是，如果氣脈不通，不管是中脈還是奇經八脈不通的話，你再怎麼呼吸，熱能、生命能都出不去。有點像是分離式冷氣，呼吸是你的主機，十二經脈是送氣的管線，如果送氣的那個管線塞住的話，你也享受不到涼風。源頭當然還是來自主機，也就是呼吸。

繞了一圈回來，我現在只要把重心放在最簡單的、最放鬆的地方，只要好好呼吸就好。可是前提是，我的氣脈相對是比較暢通的狀態，用最簡單的呼吸，氣場就會變大、變飽滿。

常常有同學問我：老師，呼吸的時候，身體好緊喔、會一直憋氣什麼的。

只能慢慢練了。裡面有很多原因，讓你呼吸鬆不開，但有可能只是氣脈沒有打通而已，氣就一直塞住出不去！也可能是你根本連第一步「放鬆」都做不到。因為一直還有一些執念在那邊，擔心你家裡瓦斯沒有關、擔心伴侶沒有回你訊息，甚至只是擔心沒辦法練好呼吸……等。

從洗鼻子開始

練呼吸都得搭配洗鼻子。

水從鼻子吸進去、嘴巴出來，才叫洗鼻子。鼻子吸進去，到鼻竇，甚至到鼻根，接到腦這邊的地方，再從嘴巴出來。建議不要使用洗鼻器。

告訴各位，吸完鼻子會聞到香味。我一天洗兩次，早上一次，晚上一次。一開始洗一次也可以。慢慢地，鼻子就會聞到香味。用乾淨的自來水洗就好，一次大概洗超過四遍。

我聞到的香味，偶爾是會變化的，譬如那天若吃了紅糖，就會多一點這樣的味道。你聞到的味道是你自己發出來的味道，內臟的味道。也許這就是在驢子前面放胡蘿蔔，在引誘各位好好去練。

你每天早上起來洗鼻子的時候，自然會感覺到你鼻子通不通。

左鼻通還是右鼻通，其實都在暗示你的身體狀態。右邊是管大腸系統，肺跟大腸是互為表裡。五臟跟六腑是互相對應的，五臟是心、肝、脾、肺、腎，肺是臟器之一，肺臟對應的腑就是大腸。所以你右鼻不通，肺及大腸的系統要觀察一下。可能你那一陣子大腸蠕動有問題，造成便祕等等問題，從你的呼吸已經可以觀察到。而左鼻和荷爾蒙有關，跟你的肝也有關。

風箱式呼吸：拉開胸廓，進氣量變大

呼吸，人人本來就會的吧？只是原來你呼吸短淺而不自知。大部分人可能只有呼吸到喉嚨這邊就停了，所以胸口都緊縮緊繃，連橫隔膜纖維化都不曉得。什麼叫纖維化？就是沒有彈性，如果要你深呼吸，就卡住了，氣下不去。

要慢慢透過你的呼吸，把你的胸廓再練大，以後你才有辦法可以一口氣支撐很久、很久的時間。我自己測過，一分鐘大概可以呼吸一次到兩次，因為吐氣的時間很長。如果我沒有罣礙在計時的話，時間可能更長。為什麼？有兩個原因，第一個原因就是胸廓可以拉開，一次進氣量變大。

第二個原因比較神祕，其實跟呼吸法門有關。「知息入、知息出、知息長短、知息遍身」，到最後都已經「除諸身行」了。認真練習以後就會懂。這就是說：你慢慢呼吸，練到你有一些身體的機制可以異於常人。這不是開玩笑，可能就是慢慢可以接近那種龜息大法，不用常常呼吸，浸潤在自己創造的生命能裡運轉。

除了一定要放鬆之外（光是放鬆，就是一個需要練習的事項），練呼吸，只有一個提醒，就是要先放掉空氣再吸氣。不要用鼻子，是用胸腔。把自己當成一個風箱，把喉嚨到腹部這一塊當成風箱，吐氣的時候稍微壓縮它，吸氣的時候打開它。氣會自然地從鼻子進去（不要用鼻子吸氣，不是「吸進來」的概念），胸廓打開讓氣進入。這是基本原則。

第一次不順暢是正常的。你要讓它變成一個習慣，平常行住坐臥之中，行走的時候經過一棵大樹或是一個公園，你就可以練一下這種風箱式的呼吸。

去掌握自己覺得最自然的節奏。去練習讓吸氣時間短、呼氣時間長，基本上最少是一比二。

找到自己最自然的方法、最放鬆的節奏，雖然剛開始會有點手忙腳亂。去感受一下身體如何反應，不要變成控制狂，第一次就要完美。我們身體很奧祕，它可以告訴你很多事。

例如春分，萬物勃發。二十四節氣裡頭，春分和秋分是最重要的能量場轉變的日子，同時，這也是我們的生命狀態裡一個重要的節奏變化。春分時，我們剛剛從安靜又內向的冬天出來，要迎接一個萬物勃發的狀態。

在春分時，可以把之前幾個月蟄伏在體內（或說在你意念之間）的東西，慢慢地放出來了，可以趁著天時的環境力量來幫忙。天比我們大，也許你很聰明、有毅力，但天道的能力絕對更甚於你，所以聰明一點，去順著環境能量的走向，順著天道的勢能去走，你就事半功倍，就省力許多。

用白話來講，就是說：在春分時，你如果有什麼想法，已經想很久沒做的，就去付諸行動；有什麼想法，你想要讓它顯化出來的，先開始去放出意念、去聚焦，清楚地說出來。

第3課　練出入息

人生以無事為興盛

前面提到，佛教、佛學和佛法根本就是三件事。談到佛教的時候，《南師所講呼吸法門精要》書中提到叢林法則。簡單來說，就是當佛教傳到中土（佛教在漢朝時從印度傳到中國），大約在宋代時候，慢慢地，制度被建立起來了，有組織就會開始有制度，這就是所謂的叢林制度。

為什麼稱作叢林制度？因為那時候的修行人多半聚集在山林裡面。所謂叢林制度，有分為硬體和軟體。硬體就是指寺院的固定規格，有大殿、方丈、法堂、僧堂、寮舍等，各有各的命名。方丈就是住持住的地方；在大殿的附近有法堂，是僧眾修法的地方；僧堂就是長期在那裡修持的僧眾的住所；寮舍就是像我們一般人偶爾去僻靜的居所，也有點像我們現在的以工換宿，在那裡居住或禪修一段時間，也要有一些貢獻用來交換住宿。當時是農禪合一，寺院有自己的農地，是自給自足的，所以也需要提供勞力來交換。

所謂軟體是指，從馬祖禪師以下，百丈禪師開始制定的叢林二十條法則。這法則有許多有趣的地方，譬如第一條說：叢林以無事為興盛。這十分白話吧，是什麼意思呢？就是沒事是最好的，不要搞出要發揚光大的事。這句話很有深意。無事就是沒有煩惱，沒有煩惱就是人生的興盛。

想想自己的人生，我們什麼時候這樣想過：我們越閒，其實是越興盛？有這樣想過嗎？很難吧？

佛法引導我們往內走，越是往內走，則越是無事無煩惱；越往外走就越求成就，越是忙碌。所謂的成就，是那些彰顯出來被看見的、會博得掌聲及肯定的外境。

當你往內走的時候，看似會失去成就自己的機會，但其實反而會慢慢體現叢林法則第一條所說「以無事為興盛」的狀態。這不是一種空泛的講法，是你的確會在裡面很實際的體驗到。

用我自己當例子來描述。我平常是閒人一個，人生現階段就是以教課和看書為最主要的事情。偶爾追追劇、種種花、喝咖啡，大部分的時間都是一個人。可能有些人會覺得很無聊，但是教課的時候就會面對很多人。現在比之前更為單純，除了常規課，連工作坊或講座都很少。所以我人生的重點很單純，我的人生只有一個角色要扮演，你們猜猜看是什麼角色？

回到自己的本質

我先提一下背景。大部分的人在人生中有很多角色要扮演，例如媽媽、女兒、妻子，或是員工、朋友，我自己曾經也是這樣。但後來生活越來越單純，沒有特意，就是被一種「內在動能」所驅使而已，不是我的意念去作意而故意為之的，許多年來，我習慣下決定去刪除那些我「不想做的事」，而不是一直考慮去增加那些「想做的事」。要這樣做，簡單嗎？

確實不簡單。譬如：你不想做的事情，每月為你帶來十萬元的收入，你會想刪掉嗎？我當初這麼做了，以至於目前的人生就是看書和教課。而看書和教課也不過就是一體的兩面：好好看書，讚歎其中的內容，便會很想讓學生們知道，所以它們是一起的。我教課也並沒有特意去教，其實我的教學非常 free style，沒有特意去準備。不去準備講稿，也不需要預期講出來時是什麼樣子，因為一旦準備，就不精采了。書要先看通、看熟，可是不用準備，但非常重要的是得把看到的道理內化，因此教學時，是從內在深處發動出來的語言，那股能量非常大，能撼動人心，遠遠大過於用巧思準備過的精美形式與語言。這裡順便分享給已經當老師的同學們。

我的人生中只剩下一件事，也就是看書和教課這個一體兩面的角色要扮演，你們呢？有多少角色要扮演，能不能濃縮成一個角色？譬如說，我自己唯一的角色就是田安琪，老師只是我個人的延伸。你們什麼時候才會回歸自己，回到自己的本質呢？

在刪除那些你不想做的事情的時候，你必須回到自己的本質，要非常坦誠地面對自己：我就是不喜歡、我就是抗拒，不論它每月為我帶來多少收入，或是為我帶來多少我渴求的東西。要一再面對你自己的本質，面對自己是誰，這件事才有辦法做到；然後，內在來自於靈魂的呼喊才會越來越大聲，才可以被你自己聽見，人生才可以來到清晰、獨一無二的軌道，就是你只扮演一個角色、只做一件事情。光一件事情就可以讓你以十倍的速度放光出去，氣場會變很大，因為你找到你自己的根。

我還記得自己二十四歲的時候，當時研究所快要畢業，所上有一位非常年輕的副教授，才三十歲出頭，他把我找過去，要介紹他的同學給我認識，雖然自己有點壓力，意願不大，但是當時個性很鄉愿，不好意思拒絕教授，就和他同學在宜蘭頭城見面。他是一位建築設計師，當他坐我旁邊一起看海時提到，他希望自己有一天可以從台北回到這裡，過著閒雲野鶴的生活。二十四歲的我聽到這段話，心中一涼，便沒有想要和他有下文。

可見我年輕的時候，總想著多蒐集一些人生經驗。也難怪我二十五歲之後的人生經歷這麼多事情，因為當時我根本還沒有開始玩！雖然高中之後並不是一位非常拔尖的學生，但是也是一路順遂地念書，過著單純的人生，所以二十四歲心涼那一刻，是因為我還沒真正探索世界，還對世界充滿好奇，想要親自體驗那些未完成的事情。

而現在我卻進入閒雲野鶴的人生，在都市裡打造我的一方淨土，有舒適的環境和小小的院子，也許有一天可以居住在更原始的地方，到一處還有學生去得了的地方。雖然目前可以直播上課，但是我對現場教學有一點點的堅持，因為線上學習的效果，總是輸在聽講時不能那麼專注。你們要知道，上課不只是「聲聞」而已，現場自然會形成特殊的能量場，自然有形而上的吸收及感召，雖然你們看不見、感受不到，但卻如實的發生。

這個課程不是一般聲聞的課程，你們必須全然敞開自己內在所有的門戶，光才能夠全然灌注到你們之內。如果你們希望坐在這裡兩個小時能夠得到最大程度的滋養，就必須保持一心專注，讓所有吸收的「毛細孔」打開，不然光要怎麼進入你之內？我沒有辦法踹開每個人的門。如果線上的同學也能做到這樣的專注與敞開，那麼可以得到與現場一樣的效果。

疾病以減食為湯藥

叢林法則中的「疾病以減食為湯藥」這一段也很實用。現代人都太胖，吃太多，所以疾病叢生，不過這是我衍生詮釋的，叢林法則起自於宋代，不會知道現代人少動多食。「疾病以減食為湯藥」這句話很挑戰我們的觀念，一般會想：生病時不是很虛弱，應該要補充營養才對吧，為什麼「以減食為湯藥」呢？

有毒的食物，增加負擔的食物，正在障礙你身體的正常運作，也難怪會生病，所以減食是一個回復身體乾淨清爽的過程，它是回歸根本的方法。

有一個說法：斷食四十八小時後，會讓你的免疫系統重新啟動。我有一段時間就是這樣做。其實，透過修練，會逐漸讓身體更敏感，那麼身體會有更準確的訊息來告訴你它需要什麼，因此我們就會吃得更精實一點。

消失是一個成長的過程

在南師的書裡提到「消息」以及「出入息」。我們現在是把「消息」當作 message，已經是另外一種意思了。「消息」是從《易經》來的，當初是什麼意思呢？

「消」就是「消散」的消，「息」就是止息的息。它是有意義的。「消」是什麼意思？「消」看起來是東西慢慢地消失，其實它是一個成長的準備過程。要知道，你們在一秒鐘、一秒鐘的「消」之中，同時也正在成長，是吧？假如你的命數是活一千萬秒的話，從剛剛我說「消」到現在，已經長大二十秒，也減壽二十秒了，這是不是消？

但這是不是成長？其實也不一定。這裡說的成長是講人身的壽命，與智慧無關。如果要牽扯到智慧，就比較複雜了。因為大部分人終其一生，是莫名其妙地來，什麼也不知道的走了，從來沒有真的醒來過。你們認為自己現在是醒著的嗎？不是眼睛睜開、頭腦有運作就是醒著。我們所談的覺醒，那個醒是什麼意思？

覺醒的「醒」，是醒察你每一刻的起心動念。如果以這樣的標準來看，大概幾乎所有人都是睜著眼睛在睡覺。我重複一遍，醒著的意思，是醒察你每一秒、每一刻的起心動念。

因為頭腦的雜音太多，頭腦可以多軌並行，你一邊聽老師上課，一邊想著：「我剛才下班太晚來不及去吃晚餐，現在好餓喔，待會下課要去吃什麼呢？」這樣已經兩軌並行，可是在縫隙中還在想：「剛剛上班的時候，老闆說的那句話是什麼意思呢？」所以大腦好忙。如果大腦這麼忙，你有辦法醒察你的起心動念嗎？根本沒機會！

我們坐在這裡，不過是在求一個機會，能夠訓練自己在更多的時刻是清醒著的。它有方法，上一堂課提到三部曲，第一步就是自我覺照，這是要長時間訓練的。

剛剛講到的「消」是生、放射，「息」是滅，它才是成長，「息」是跟著「消」來的。這兩個不是相對詞，而是互相幫襯的。在「光的課程」中，「息」就是薄荷綠之光。「薄荷綠之光」脈輪上課那一週，會很想睡覺，那就是息；接下來的那一週是海底輪，海底輪是生命能的根源，那個動能很強，所以要先休息，等到有足夠的能量，就可以再放射出去。

隨著年歲的增加，「消」就越來越多，但是消當然是帶著後面那一步，就是「息」的成長。息不完全等於成長，而是「息」就是為了成長。這是從五經之王《易經》來的，源頭的根本道理一定要知道，這樣才會支持其他衍生出去的道理。

「消息」也指「生」跟「滅」，在生跟滅之中，就有相對的想法出來了，但其實生滅也是互相為用的。你在生的過程中，是不是同時你也在滅？你生出來的那一刻，同時也走向滅。反過來一樣，當你走向滅的過程，是不是也走向下一個生？只是我們很少這麼想。你如果真的能看破這個道理，大概也離開悟不遠了。我說的看破不是只是理性上的看破，不然在場很多人都看破了。

所謂「悟後起修」，是說明「頭腦的悟」和「你真正在那個境界」還差非常遠。在課堂上聽懂了，接下來就要開始修了，從歸零開始修，直到你到達那個境界為止，就是不畏生死，以至於超越生死。

再重複一遍：「生」跟「滅」看起來是相對的意思，但其實是互相循環助長的，當你生出來那刻就步向滅，當你步向滅也就是步向下一個生。

很多修行人在生命最後一刻，他是從容而去的，死亡那一刻的心念很重要，它直接影響你下輩子。死亡那一刻，如果充滿執著、悔恨或恐懼的話，帶著那樣的磁場、那樣的振動頻率，會把你吸入下輩子相應的振動頻率中，你就投生在那裡了。這個是很科學的，它就是磁力的互相吸引，譬如我跟某個人為什麼很合拍，因為我們共振，是共振原理。所以，從容而去的人，沒有那些罣礙，內心非常平靜的話，就往上而去了，因為上面的世界是平靜的啊。

讓風吹過就好

南師說：

佛法中有所謂「四大」，指的是地大、水大、火大、風大。從修行的物理方面來講是修風大，宇宙的能量變成氣，氣變成風。這個風是無形無相的，誰看到過風啊？沒有。你說有啊，風吹到臉上是有感覺，那是妳臉的感覺，但是那個風的體是什麼樣子，你不知道。所以在《莊子・齊物論》中，描寫宇宙天地的大氣，碰到小孔有小聲、大孔有大聲，描寫得非常熱鬧。這個不是風的相貌，莊子講的這個就是「氣」。〈逍遙遊〉就是講氣化，宇宙物理的變化，〈齊物論〉也告訴我們這個氣的重要。

在莊子〈齊物論〉第一篇裡頭師生的對話中，有提到「萬竅怒號」，說大孔有大聲，小孔有小聲，其中有兩個重點。

第一個重點講到形容枯槁，有句成語「槁木死灰」就是從這裡出來的。現在槁木死灰的演繹就是指氣色精神不好，譬如看起來已經是雙眼無神的狀態，但是當時不是這個意思。

第二個重點就是萬竅怒號，大孔有大聲，小孔有小聲，南師形容說很熱鬧。這裡我講兩個層次，一個是物理現象，一個是生命現象。

物理現象很容易懂，風吹過小孔就發出小聲音、大孔就發出大聲。就像我們吹笛子一樣，不用解釋。但裡面有其他意思：你內心的孔洞越大，別人輕輕碰你一下，就痛得半死，哀號很大聲。舉例說，你一直被劈腿，如果有一天看到周刊報導大明星劈腿被抓到，你就大聲咒罵、生氣，還七竅生煙，引起很大的情緒波動，可是那個大明星實際上並沒有傷到你。前面是說輕輕碰你一下，這個根本沒碰到你。你內心曾經受傷的地方，被外界的事件撞擊到，就會發動出很大的反應，這就是大孔有大聲。

聽我講莊子，會發現我跟外面詮釋得很不一樣，為什麼？因為我是從修行的角度去解讀，你如果沒有走內修這條路，就會是看字面的意思去解釋。

看古人的東西可能充滿了各種各樣的解釋。可是你要知道，莊子的頻率在高處，我們的頻率在低處，所以怎樣都沒辦法解釋到位，除非我們有一些修為，走一些內修之路，就會慢慢去接近發聲的人，如莊子或是老子。

莊子很擅長用形而下的事物，來描述形而上的事情，老子也是，莊子是老子的追隨者。你一定要有辦法很了解形而上的細緻之處，才可以解釋老子、莊子所說的道理。

回到前述，大孔大聲、小孔小聲，其實說得都是我們自己。你的內在到底是大孔還是小孔？就看你怎麼回應這個世界。那些吹來的風，你怎麼回應它？是讓它吹過去，還是你緊抓著那些內心的洞而不斷去回應風？

通常一般人是這樣子：明明可以讓風吹過去，可是卻一直回應它。那是因為我們有大孔、有小孔，你要找到孔在哪裡，不然它會一直發出聲音，很吵耶！這一生就讓你自己的噪音掩蓋了你那一些內在很珍貴的特質。因為你的孔一直回應外面，太忙了。

落實才能起飛

即使是〈逍遙遊〉，我目前看過最厲害的解釋也是南師所講的，可謂一語中的。稍微說一下〈逍遙遊〉，前兩句「北冥有魚，其名為鯤」。這一篇看字面的意思是說，有一隻魚還挺巨大的，會飛天，還形容翅膀有多大，魚飛到天上變成大鵬鳥，翅膀張開有幾十哩大，好像是神話故事。確實有人就把這一篇講成神話故事，但是這篇其實在說什麼呢？一樣在講我們人類。那魚是什麼？鵬鳥又是什麼？

簡單來說，鯉魚躍龍門之後就變身了，大家即使沒聽過北冥有魚，至少有聽過鯉魚躍龍門吧！裡面大約就是這個意思。鯉魚很努力、很努力往上躍升就變成龍，龍會飛啊！所以是指我們奮力一躍的狀態。當然不會僅僅是指現實社會的成就，主要還是內在的意識狀態，是意識的量子跳躍。

至於南冥、北冥是指哪裡呢？北冥是指我們的海底輪，北冥有魚，如果你的意識在海底輪，反映的是什麼？是生存的議題。我們必須承認，集體意識就是為了生存而忙忙碌碌一輩子，北冥有魚的「魚」的狀態，就是為了生存而忙碌的意思。如果我們這輩子的主軸就是為了生存而忙碌，那就只能在有限的水面下活動。

所以，魚還是要變成大鵬鳥，要飛起來才會自由。南冥是在頂輪，魚要變成大鵬鳥得從海底輪飛到頂輪。怎麼飛上來？那是必須好好實修的。那到底實修是什麼呢？三部曲就是了。

如果要把這些隱喻的道理好好落實在人生，那是需要長期實修的。在呼吸系列課程中，重點比較沒辦法放在這裡，這裡比較是聲聞為主。聲聞的意思就是，你聽課然後領悟，悟後得起修，至於你何時起修，就看自己了。

我現在只能給你們一個契機，如果你被引發興趣，真的想要把頸部以上的「悟」落實到腳底、落實到你的人生，你就去找一個你可以實修的法門，一步一步來。這真的需要一步一步來，沒辦法取巧的。那個跟你的智商無關，和聰明才智一點關係也沒有。

例如佛法中提到「八難」（指有八種障礙會讓我們難以見聞佛法），其中一個叫世智聰辯，點出了：你的智商高、口才好反而是災難。我教過很多來上「光的課程」的學生是這樣，第一堂課就看得出來他相當地聰明機敏，可是這樣的學生，反而一個、兩個級次就不來了，覺得自己學會了。什麼叫學會了？剛剛講到〈齊物論〉，你們學會了嗎？知道什麼大孔大聲、小孔小聲了嗎？你說知道，但自己的孔在哪裡都不知道，這樣叫作學會了嗎？真正的學會是什麼？大洞變小洞、小洞變無洞才叫學會。

世智聰辯的人，也許誇誇其談他自認為的才智，但在此得提醒各位，功力越強的人，展現功力的地方是越私密的，他不會想讓大部分的人知道的。為什麼？不只是因為怕找麻煩，主要是怕會誤了眾生。這裡面既有他的慈悲，也有對因果的了知。譬如神通廣大的人，並不會有意無意地炫耀自己的神通力，真正有實力的人無需炫耀，並且他也不想要讓眾人放錯重點，許多人的修行之路常常會為了追求神通而誤入歧途。此外，對神通廣大的人來說，他要負的責任更大，若他起了一個負面的因，造成的惡果就會更大。

呼吸是根本

南師說：

在八識裡頭，呼吸的作用叫「根本依」，因緣裡頭的根本依。一般講唯識的人會說「那是習氣」，把根本依當成理論上的觀念了。其實是這個氣叫做根本依。除了根本依，前世業力的習氣所帶來那個叫「種子依」，那就是你的個性了。

我們活著的時候有這一口氣，而這個氣，表面上看到是身體內部一股氣，尤其是鼻子這裡很明顯；實際上不只是鼻子，我們全身十萬八千個毛孔都在呼吸。尤其身體上的九個洞：兩個眼睛、兩個鼻孔、兩個耳朵、一個嘴巴，臉上有七個，下面小便大便，九個洞都在呼吸。不過呼吸主體的作用在鼻子，像煙囪一樣，兩個煙囪在呼吸。

「八識」是什麼？前面六識大家都很熟悉，就是眼、耳、鼻、舌、身、意，第七識是末那識，第八識是阿賴耶識。

第八識阿賴耶識是什麼？它是從無明中升起的非常細微隱晦的心識，可說是「萬法惟心造」的那個心。那什麼又是無明呢？在自性的光明受到遮擋，智慧尚未出現時，就是無明的狀態。

本來在佛的大智慧之中是如如不動、清淨寂滅的，一旦智慧的光明被遮擋，這一念無明，便會發動出某種勢能，這勢能可以說是我們的業力，從這裡接著再發展出我們的心識——第八識。再從第八識連串地產生我們這個生命所有的感知、執取與生死（請參考「十二因緣」）。

我們就是這樣出生在這個六道之中輪迴的。目前的你，是所有過去多生累世，一切因生果、果生因的總和。所以如果我們碰到倒楣的事也不要抱怨太久，很人性地抱怨一下子沒關係，但要明白，沒有一件事情是無端發生的。

遇到倒楣的事情，一定是有前面的因果、果因，所以幹嘛抱怨別人呢？一切因果是要自負的啊！但是也不用因此就變得很沮喪，心想：好沉重喔，一切都要我自己扛著嗎？

我第一次聽到這個說法時，反而是有一種解脫感：我只要解脫我自己就好了，不用解脫別人。別人的事情，你管不著，如果是要「解決他」才能「解決你自己」，那你這輩子就沒辦法解決了。當你發現因果法則之後，你會了解，所有問題只要處理你自己就好了。那不是一種大解脫嗎？這應該是很激勵人心的。

回到第八識，我常常舉例《聖經‧創世紀》，那段話很有力量：「地是空虛混沌，淵面黑暗；神的靈運行在水面上。神說：『要有光。』就有了光。」那個「地」是一片全面黑暗，講的就是這個無明。神說要有光就有光，指的是什麼？就是前面說的，你一彈指，一個勢能（業力）下去，產生各種生命現象的「因與果」就出來了。就是這麼回事。

那些功夫修練很到位的前輩們，他們到一定境界的時候，是不隨便起因緣的。現在知道為什麼了吧？你起了一個因緣，後面一大堆因果、果因的，要搞幾輩子啊！好好收攝自己，簡化、簡化再簡化，以無事為興盛。要知道，第八識阿賴耶識就叫做根本依，最根本的地方。

第七識（末那識）的一個主要功能，是對第八識（阿賴耶識）進行主觀感應，並且形成「自我」意識，執取阿賴耶識為「我」、「我所有」。剛剛說，一彈指一個因起了，就是那個所謂的「自我」、「我所有」的認知。

生命生成的次第：風、火、水、地

呼吸的作用叫做「根本依」，換句話說，我們生命的起源就是呼吸。人的形體是由地、水、火、風組合而成，而這個物質世界當然也是這樣的組合。在物質世界之上，形而上的就是「空」，也就是地、水、火、風、空。這裡就先不提空了，因為這裡討論的是我們的身體。

身體是地、水、火、風所組成的，它的形成次第是風、火、水、地，先有風生成火，火生成水，水生成地。你的筋骨及肌肉等有形有象的部分叫做「地」；「水」是指我們的情緒，「火」則是思惟，「風」就是呼吸，是氣息。

你的生命就是風、火、水、地這四個次第生出來的，若要調整自己的生命型態，就要回到最原始的地方。最原始的地方是風，就是呼吸，若能從最起始的地方去調整，後頭的次第便能一次調整完。

要知道，光是呼吸的節奏、呼吸的深淺跟氣息傳送的能量，就足以完全解釋你的生命、乃至於命運。生命狀態包括很多層次，包括你的身體好不好，你的思惟如何，情緒好不好，全部都在呼吸裡面，祕密都在裡面。呼吸練好了（風），念頭也變少了（火），情緒平靜安穩了（水），身體強健了（地），接下來就是要回春了。

鬆綁才能回春

呼吸法門所引出來的修行法其實有十六個次第，叫做「十六特勝」，一門相當殊勝的修練法，告訴我們十六個提升自己的階段。前面四個是「知息入、知息出、知息長短、知息遍身」，第五個叫做「除諸身行」，除諸身行就是身體給你的限制會慢慢不見，鬆綁了。前面四個，知息入、知息出、知息長短、知息遍身都是在講呼吸。呼吸法門的課，希望你們至少可以練到知息遍身，慢慢在新的、緩慢的呼吸節奏之中，去體驗到氣息能量是直達腳底的，腳底都會變暖。

氣息不是只有氣，它還帶著能量。腳底會變暖表示能量已經傳送到腳底。年紀越大，能量越往回收，能量越微弱，老人家第一個不行的就是腳，末梢及腳先老化。除諸身行也就是說，身體給你的限制會越來越鬆綁。身體的限制包羅萬象，其一是為了要滿足身體所需而起的欲望：男女飲食，從這裡所帶來的限制；其二，壽命與病苦也是由這具身體所帶來的限制。

如果這些限制都慢慢鬆綁，人就回春了，起碼你會先凍齡，繼續練習就回春了。慢慢的，你們就會在過程中有實際的體會，這些都是很容易在你們的練習中去證實的，因為它還不至於是一個境界，還談不上境界，並不算艱難。初期，就把它當成一個基本功法，在基本功法練習裡面，很快的就會有一些滋味出來，它很容易讓你累積一點一滴的成就感。至於要回春，那就要長時間的練習了。

與其花時間害怕，不如去做

南師說：

身體內部這個氣，不僅動得很快（善行），而且數變。人為什麼會中風呢？風碰到骨節時，地大這一部分溫度不夠，或者骨節疏鬆，氣一到這裡，咻！打中了，動不了啦。風善行而數變，風與它物相和會結塊，變成實體的了，所以有些人才會身體裡長瘤、生癌症。

這裡說的中風，就是氣過不去了。有聽過「氣電共生」嗎？氣過不去了，一直不斷撞擊塞住的血管，塞住的地方，等於氣和電是共生的，電也在塞住的地方作用，電一作用出來，塞住的地方就中風了。

譬如說，有時候打起坐來身體發癢，可以吃中藥的消風散加白芷，把風打開，就不癢了。為什麼癢？因為風在裡頭動，痠痛也是風在那裡作怪。

先預告一下，在練呼吸的過程中，恐怕先感覺到的是阻礙，而不是效用，就像你們洗鼻子一樣。

你們知道我當時怎麼練洗鼻子的嗎？我什麼問題都不問！反正也沒有人可以問，就直接去練，我連問問題的動念都沒有，就直接去動手做。你們在怕什麼？怕嗆到，嗆到會怎樣？頭痛，這邊痛那邊痛，會怎樣嗎？直接放手下去練，痛就痛啊。假如有人羨慕我的人生，覺得我的故事精采多樣，或者我的各種收穫不少，那麼，我的人生就是這樣來的啊！我的人生沒有花那麼多時間在害怕，不會什麼都還沒做，就先問一連串問題。

有一位同學問說，每一次洗都是後腦會痛，是不是身體哪裡有問題？沒有。絕對不是這裡說的會中風。

你們潑水讓鼻子吸進去，不要一陣一陣的、斷斷續續的猛力吸，要長吸不要斷，水才會流進去。你猛吸一口的話，除非你鼻子很通，水才會流進去。猛吸一口，可能就是後腦痛的原因，要改成持續不斷地長吸，把人中拉長，長吸必須保持那個姿勢。

氣脈不通，身體就不舒服

我們身體大大小小的狀況、問題，一開始都是來自於風過不去。比如現在身體比較粗鈍，將來身體精細一點，你稍微吃飽一點就知道了，極不舒服，不是胃脹而已，是風過不去。吃太飽的時候，就是你的氣脈都不通了。

很多事情都是相對而來的，你氣脈本來很鈍的時候，是什麼都沒有感覺的，在什麼都沒有感覺的時候生病，很容易就是大狀況。你身體越來越精細，氣脈越來越通，一開始那段時間，覺得到處都不舒服：吃飽了不舒服，吃不對的東西也不舒服，去人多的地方也不舒服，遇到不對的人也不舒服，連聽電話震波震過來也不舒服……你大概會想：我到底為什麼要修行？這段時間一定要克服，因為接著還有一大段路沒走，這時只是相對比較精細一點，可是還是粗鈍。

如果你真的氣脈練得很通順，用通俗一點的講法就是通道變得很大條、很壯碩的時候，那就會好多了。可能本來是小水溝，後來變成溪流，變成大川，甚至變成汪洋。我會持續砥礪自己繼續再練得更寬一點，事實上，我自己一路都在見證呼吸與氣脈的擴展，一次次地幫助我度過更大的難關，然後我會不由自主地感謝自己身體，是那麼輕易快速地回報我對它的培養與照顧。

我接觸大部分的人，不論是同修、同輩或是我的學生們，很多都在稍微精細一點的過程就放棄了，覺得修行只會讓自己更是挑戰重重；另外一群人，則是誤入歧途，去搞一些神神怪怪的東西，把焦點放在為別人或者為空間淨化除障，因為是別人或者空間太濁太重，所以讓自己被卡到了等等。

其實，最根本究竟的方法，還是把自己的小溝渠練就成汪洋大海。那些淨化與除障方法，當作是輔助的方便法就好。

身體的風過不去，會有很多毛病的。因為身體越來越敏感，一定會開始越來越注意食物。我前面舉例，吃太多不舒服、吃不對也不舒服，那就要吃對，還要吃少一點。吃東西的習慣也會變，以前因為吃很快，所以吃太飽都不曉得，於是吃完過一小時才發現身體卡住。所以，在練呼吸與氣脈之後，不但得要重新掌握飲食的質與量，節奏也很重要，開始練習細嚼慢嚥，慢慢消化，風就會是通的。

光是要練呼吸這件事，就可以延伸影響到這些生活習慣，所以它的幫助是全面的，整體地在影響你的生活，更不要說對修行了。

從觀察呼吸來修「定」

修呼吸法門要從哪裡入手？佛說要修「安那般那」，這是一種教你怎麼樣從觀察呼吸來修定的方法。這個修法的發展很廣，南師說：「所有密法、道家，尤其是道家修神仙、修長生不老法門的，統統是從安那般那來的。佛家修風大，是和生死有關的，在中國變成道家的修氣脈，像打通任督二脈，打通奇經八脈，乃至修守竅或者守丹田，都是從修呼吸變出來的。」

最源頭的佛法，落實到人間，慢慢衍生出道家的一個流派、一個方法。佛法的最高指導原則是形而上的東西（不了義），它慢慢降落到物質世界，慢慢演化成看得到、摸得著的流派。道家修神仙，修神仙的意思是把身體修到可以活到好幾百歲，所謂的長生不老。如何修到長生不老？最基礎還是從呼吸開始。

你們可能知道「丹田守竅」這個說法，若是真正去練這個功，就會知道它的基本法還是呼吸。如果呼吸淺又快，那氣能就不可能下到丹田，到胸前就後繼無力了。很多人橫膈膜都纖維化了，就是因為氣血都補充不到那個部位，本來那邊應該充滿血色生機的，如果氣血循環不足，它就乾枯沒有彈性，就纖維化了。橫膈膜打不開、氣下不去，那你的氣會卡在胸口這邊就消散掉。所以為什麼莊子說：「眾人之息以喉，真人之息以踵。」一般人的氣到喉嚨就沒了；真人就是太乙真人這些仙人，他們的氣是可以到腳底的。

道家都在練丹田，把丹田這邊練得暖呼呼的，守這邊的竅。竅是什麼？也是脈輪的意思。丹田也是脈輪，上丹田指的是眉心輪，中丹田指的是心輪，也就是檀中穴這邊，下丹田在下腹部。道家練這些丹田，感覺氣下到腹部，專注持守在這個位置就是守竅，於是乎這裡就可以開始運轉，轉火球一樣的熱能，那叫做腎氣。腎氣是人體生理活動的原始動力，不是指腎臟。腎氣可以補充你的精，煉精化氣，練氣化神，練神還虛，生命就可以超越一般人的生命狀態。這是道家練功回春的道理，這也是從呼吸開始。

不管你是對練身體、回春有興趣，還是對修為有興趣，其實都要從練呼吸開始。我們雖然還沒談到修為，可是後面會講述十六特勝，十六是十六個層次、十六個步驟，從第五個開始都跟修為有關。前面四個是講呼吸，第五個是「除諸身行」，身體的那些限制就解放開來。到第六個之後「受喜」、「受樂」、「受諸心行」，都是在講比較形而上的東西。

放鬆地把自己當風箱

我們在練呼吸的時候，是要把自己當風箱，讓胸腹鼓脹開來、收縮起來的風箱，所以老子《道德經》「天地不仁」那一段提到「其猶槖籥乎」，其中槖籥指的就是風箱，要用這個概念去呼吸，不是硬用鼻子去吸氣吐氣。道理很簡單，因為風箱才是裝氣的地方，鼻子只是進出的孔道，要把風箱當作氣的進跟出的動能所在。

風箱收縮的時候，你的氣是進還是出？是出。氣要進的時候，風箱應該擴張。用這個概念去呼吸。這是其中一個關鍵，很難言傳，要自己反覆練習才可以抓到訣竅。

剛剛開始練的時候難免覺得不順，長久以來呼吸短淺已經習以為常了，突然之間要改變吸氣吐氣的概念，習性也要改變，所以會不順。你要慢慢練，慢慢練，隨時隨地都可以練，人總是要呼吸的啊，慢慢就會抓到自己的獨門祕訣。

根據之前講的道理，用自己的訣竅，然後慢慢地放鬆，放鬆是必要的。你用新的習慣去練習的時候，一開始可能沒有辦法同時放鬆，可是你要放在心裡；意思是說，你不能因為練呼吸，始終都緊緊張張地，那就不對了。

抓到訣竅，同時就要開始放鬆，所以天台宗的六妙門中才說「數息、隨息、止息、觀、還、淨」。數息在他們的練法是要數一、二、三、四。第二步驟就是要隨息，隨息就是要放鬆的意思。怎麼「隨」非常重要，你必須先放鬆，進氣量才有辦法大，吐氣的時間才有辦法延長很久。

光是練呼吸，你就知道你平常多緊張、多無法放鬆。深呼吸是真的對緩和緊張有用的，問題是你要知道怎樣深呼吸。

督脈與任脈

接下來附帶來說說奇經八脈裡頭最重要的兩條脈：後背中央的督脈，與前面中央的任脈。

奇經八脈的練習不屬於呼吸法門，不過就如同前面所說，不論是奇經八脈還是中軸上的各個脈輪，它們越是通暢，越能感受到操練呼吸時所帶來的效果。

督脈，一般大家比較知道走身體後面中央這條線，其起始點是在我們的下盤，大概是在女生子宮的位置。從子宮作為起始點往下走到會陰，繞到背後往上。不是在表皮，是在脊椎裡面一點點。往上延伸到頭頂，再下行到鼻柱、到人中。

起初我練習呼吸的時候還有點執著，想說我要想像氣走那條路徑。但是我現在先提前告訴各位：不要這麼執著控制你的氣要走精確的路徑，只要輕輕的想像你的氣會這樣子走，放鬆地下達這個指令就好。你可能會發現，你的背後一下就暖起來。也不用去管氣是不是冉冉上升，氣會跑得多快，不是你能控制的。

當你感覺背後暖暖的，你就知道你成功了。這條是比較簡單的路徑，如果你去看南師的《靜坐修道與長生不老》，裡頭提到督脈有四條路線，我當時是練這套複雜的路線。

當這個氣從後面經過頂顛下來，下到鼻柱（比較複雜的路線，是繞行上顎跟唇的周圍）。然後，你就會想問：老師，怎麼繞？左邊繞還是右邊繞？不要緊張，你會發現，你有那個意圖讓你的氣往下走的時候，唇邊自然會很快的開始麻麻的。這一塊區域麻麻的，就對了。

不用那麼精確感覺到，好像有一條很明確的路線在那邊，甚至還可以畫出來。前面講的奇經八脈這八條脈，根本是你摸不著的，就讓氣自己找到出路，就像生命會找到出口，大概知道路線就可以。

你要自己帶你的氣走督脈的線。雖然是下到唇邊位置，不過氣不會只有存在這裡，它自己會找出路的。如果你本來氣脈就比較通暢的話，自然會繼續往下走往任脈（下腹包中）

變成一個循環。

我帶學生或是操練學生的方法，習慣都是先把你推倒，讓你們掙扎半天想辦法爬起來的時候，再來告訴你發生的問題。若先講一堆法則條列，會讓你練習的時候覺得處處制肘。

你們現在可能有一個問題是：不知道怎麼一邊練呼吸、一邊練督脈？建議先練呼吸一陣子，比較上手並熟悉後，就用意念帶動督脈，但帶一下就要放下，因為你的氣是不會乖乖地跟著你的意念走的，反而越放鬆越感覺你的氣在流走。

我練奇經八脈到最後，不是我的意念在導氣，而是氣在帶著我走。氣沒有那麼乖，朝著一個方向慢慢走，它可以一下子就布滿全身，不是像我給你們看的動畫中一樣一步一步走的。一開始你要用意念帶動，氣脈打通之後就不用了帶了，氣會一下子布滿。

接著我們來講任脈。任脈和督脈一樣，起始點都是下腹包中，在身體裡面，大約在子宮的位置。下腹包中繞行往下到會陰處，任脈是身體前面往上走，它不是在表皮，而是表皮往內一點點。然後會繞行你的唇，一邊是從左交叉到右，一邊是從右交叉到左，交會後往上。你現在可能會覺得，一下子我要觀想那麼多，好複雜喔！不要這樣想，反正就是用意念導上來然後交叉伸展、布滿。布滿的感覺會輕鬆多了。

補充兩件事。第一件，我建議你們等到呼吸練習上軌道了之後再練習奇經八脈。導引完幾次之後，再回到呼吸，不要一直執著於奇經八脈，要回到呼吸，呼吸才是根本。呼吸不通了，氣脈也不會通。

第二件要補充的是：你們應該聽過小周天，我告訴你們小周天怎麼轉，但是先不要練。小周天的轉法叫倒轉河車，轉法的話，男生和女生起始點不一樣，但運轉方向一樣，督脈往上，任脈往下。男生是從腰後的督脈往上、任脈往下這樣轉；女生是由額頭前開始，任脈往下、督脈往上轉。

有時候精神不太好，上班八小時後太累，覺得身體元氣不足，也很汙濁，可以逆轉小周天，用這種方式排濁是很快的。

總而言之，我個人的經驗是：督脈打通實在是太重要了。督脈往下這條路徑可以排掉好多廢物，如果這條路徑打通，大概也是金剛不壞之身，但是祕密是在督脈往下，排廢物、排廢氣最為重要。正轉河車是讓你排廢氣，倒轉河車是讓你陽氣更豐沛，那是真的可以練神還虛、長生不老了。

課間問答

生：現在都有練習呼吸，但有時和人對話的時候，會忘記注意呼吸？

師：如果學會走路，你會注意自己的每一個步伐嗎？學習過程當中，偶爾會覺得要注意呼吸，有要和別人交談，會覺得忙不過來，是自然的，只能繼續練下去，直到它化於無形。

第4課　練習看穿自己

了解自己潛在的動力

五蘊「色、受、想、行、識」的「行」（或稱「行陰」）是什麼意思呢？這個「行」講的不是「行為」的行，是「運行」的行，是一股勢能。後面加了「陰」這個字，陰陽的陰，那是「潛在」的意思。潛藏於你內在的那一股動力，內在的那一股勢能，這叫「行陰」。這一股勢能，它隱隱約約地在你內在推動著你，像一隻看不見的黑手推動著你。它是陰著來的，隱隱約約的。

行陰就是動力在轉，這個動的力量是什麼呢？佛陀告訴我們：就是風，就是呼吸。一個人的呼吸狀態足以描述這個人內在的狀態，一個人呼吸的節奏、呼吸的深淺，它運轉出這個人的個性特質。行陰就是從「風大」去促始的，所以呼吸很重要。

至於什麼叫作內在的動力？你的內在有哪一種隱藏勢能？可以從自己的反思去尋找。舉一個比較凡俗點的例子：如果你稍微去回顧一下過往，可能會發現某些蛛絲馬跡，那些蛛絲馬跡好像在告訴你，那些是你一直重複的慣性。

譬如說，只要發生某些類似的事情，你的反應就會很明顯，有某種想法或情緒會升起。像是：抱怨被欺負、但從來不自立自強的人會讓你不耐煩，看到臉書上有人炫富就覺得鄙夷，親近的人說某種話就會讓你發怒……為什麼？裡面一定有一個行陰。在我的想法與情緒升起之前，到底發生什麼事情？

儘管那的確是別人軟弱、炫耀、不知分寸，但別人的業果不由分說是別人來扛；我們如何起反應，是我們自己要扛的。所以弄清楚自己為何升起那些想法、情緒，才有機會化解自己的因果。

我們對外界升起的反應是很個人的，它是你獨有的，並不客觀，因為你的好朋友也許對炫富並不反感。你的那些反應其實是由過去的種種累積而成的「果」，但它同時也是「因」，會繼續累積種種未來的果。若你想要活在一個平順安樂的世界，得先調伏自心，使內在先處在平順安樂中。

不是那個說錯話的人罪該萬死，是你為什麼會出現發怒的動力？你要去看那個行陰，那個陰著來的動能是什麼，它從哪裡來？為什麼會這樣？

去觀察自己個別的價值觀從何而來，也去學習不再以社會價值觀評定外在顯象的世界。那麼是否世間法就不重要？其實它仍然有它的用途，世間的規矩確保了人類社會不會失去秩序，因為大部分人類並沒有自我管理的能力，而且人們利己多過利他的心態，需要被約束，才不至於造成搶奪資源的狀態。

但是，當你對自己的內在更有掌握能力的時候，會明白世間法可以為你所用，而不會被世間法所宰制。我們大部分人是被世間法鎖死，世間法在你之上，它來操弄你。如果你慢慢將你形而上的部分打開了，你的狀態在一個更高的層次，世間法就可以為你所用。你需要世間法，就去運用它，但是你不會被世間法框架住，那些世俗價值觀所認定的：女人要結婚生子、男人要事業有成……等，就不再困擾你。

有人問：「若我批判了一個炫富的人，那很好處理，我可以把它當成是自己不客觀的想法。可是殺人犯呢？難道我也要在這時候『看自己』就好嗎？」是的，這時候仍然是回來看自己的起心動念。

僅從眼前的外在現象去看，受限於非常短暫微小的時間與空間，也受限於自己的偏見，所以是完全不究竟的。從因果面去看，一個人會殺另一個人，當然有很多種原因，因此試著想像自己從累世來看，會有更龐大的場景和更長串的因果故事。不過一般人就是被集體意識的某一種集體看法鎖死了，譬如跟著新聞的角度去評判論斷。

譬如，罵人就不對啦、殺人就不對啦，那為什麼我們被國家派上戰場殺人就對了？我們也不過是一群愚痴的人民，在為一個極權的首領，行使他的意志罷了。

推到更究竟的地方去看，每一件事情背後都有一些因果是一般人看不見的，不能只從世間有形有相的範疇來看，這是一個非常小非常小的範疇，必須提到更高的視野，從全像圖的角度去看。今天一個人殺了另外一個人，他有他背後的原因，連他自己可能都不知道。

梳理內在的勢能

我們得慢慢進入自己的內在，慢慢去熟悉那些奇奇怪怪的勢能，那些亂竄的勢能，慢慢去了解它，去梳理它，有一天，當那些行陰已經被你看透了，你就可以超越那些因果，在每一次似乎要升起那些憤怒的時候，你會看清楚那些憤怒從哪裡來。清楚從哪裡來，就知道「因」了。因果不是單純指說「前世他殺了我，這世我要殺了他」，雖然這是因果的一個層次，可是這是一個比較低的層次；因果除了這個層次，還有更高的層次，究竟的那個層次，就是最高的因，也就是最初始的因。

最高的因，就是去看穿你自己內在那個憤怒是哪裡來的。也許是某種羞恥感，那麼你就超越那個羞恥感。如果你能克服你的羞恥感，是不是殺人的動力就消失了？所以，不管你和他的前世有什麼恩怨，因為這一刻，你超越了你的羞恥感，恩怨就一筆勾銷，你不用再管前世到底誰負了誰，管那些要管幾輩子啊！永遠也輪迴不完。

透過自我覺照，可以去看見慣性的反應。至於為什麼會有慣性的反應？慣性從何而來？慣性的背後就是這個行陰，就是那股勢能。那股勢能不彰顯在外，而是隱隱約約地影響你，但你不知道，不知道為什麼多生累世遭遇這樣的事、那樣的事，為什麼總是遇到某些情境讓你沮喪、低潮甚至是憤怒。你一直以為，是你遇人不淑或是運氣不佳等等，都是外面的環境在操弄你、為難你。

可是事實上，在外面為難你之前，裡面的行陰，早就在發動了，而且它不停地在累積它的勢能，因為你一直不覺察，一直不去轉化它、處理它，能量就會慢慢累積。直到你不得不注意它。剛開始隱隱約約，到最後可能不只是沮喪而已，可能還會讓你不幸。一般人的慣性是：遇到不幸的事時，就會找外力解決，去求神問卜、擲筊，殊不知根本原因是在內，而非外。

我知道許多同學很有興趣去看自己的前世，好奇的話，偶爾看一下沒關係，自己開心一下，我偶而也會講講自己那些累世的故事。但要留意別只把焦點放在故事表面，甚至把那些故事當成執著的藉口，譬如前世是我欠了他，那麼現在我苦戀於他是應該的。前面講了，要破解行陰才能破解自己的苦，運用前世的故事去幫助自己看清楚那個行陰，才是上上之策。

內修是為了求真相

記得剛剛上「光的課程」時，有位同學看起來都過得很好，來上課時老公還會陪著一起，大家都很羨慕，他們像是共修的金剛兄弟。比較熟識之後，才知道他們家也有本難念的經。離開班級幾年之後，她突然打電話跟我訴苦，說已經與老公離婚了等等，且說回顧過去那一年，她花在處理問題、解決煩惱的金錢已經將近百萬。

後來我開始接諮詢個案，才知道這樣的案例還不少。那一天我們結束電話之後，沒有多久便接到她前夫打來的電話，故事當然不同，兩邊各有苦處。每個人看見的世界都是自己所詮釋的，由自己賦予了意義。

那怎麼辨呢？到底我們什麼時候才可以看見真相？

「真相」是恆久不變的，而「詮釋」可以一直改變。當你愛的人很照顧、體貼你，世界是像吉野櫻般的粉紅色；如果他對你已讀不回，不理你，世界就變成灰色的了。那到底世界是什麼顏色，真相是什麼呢？

我們走內修之路就是為了求真相，真相有個特質就是恆久不變，會變的都不是真相。光是這句話，就可以辨識出內心所有的虛假黑暗。

如果你將這個法則銘記於心，當有一天覺得哪個人虧待你，你想想這句話，並想想：他是一直這樣對你嗎？他有時是好的，有時是不好的，不論是好還是不好，都有那一秒背後龐雜的因素，包括你個人的認知。所以「虧待你」並不是真相，它不是恆久的，那都是我們的詮釋。莊子的〈齊物論〉說萬竅怒號，就是說這個：孔隙大，聲音就大，也就是你內心的傷口大，反應就大。

上工作坊、做個案，花一筆錢想要直接到外面找解藥去砍掉問題，有可能暫時緩解了，可是問題的原因還在自己身上，根沒有除，春風吹又生。

但有種情況比較特殊：某些人多生累世以來已經逐步地在轉化根本原因了，在這一世透過某位大師的臨門一腳踢出去，立馬就解決了問題。表面上看起來好像是大師厲害，但其實是長久以來累積的善緣，這就是所謂的「第六顆饅頭」。六顆饅頭的故事是這樣的：有個人給他吃個饅頭，沒飽，於是塞了第二、第三、第四、第五顆饅頭都沒飽，到了第六顆饅頭，吃飽了。這第六顆饅頭真好，是嗎？當然不是，前面五顆當然有功勞。所以若你們上我的課獲得新生，不是我的功勞喔！

往內走才能免於憂鬱

行陰，那隱隱約約的勢能在推動你，使得你遇到同類的刺激時會產生同樣的反應。如同俄羅斯科學家的兩隻狗流口水的實驗一般，我們的反應就跟狗流口水差不多，雖然我們的反應看起來高級一點，複雜一點，但模式就是「刺激」和「反應」而已。如果沒有練習覺照，你永遠不知道，自己其實是對同樣的挑戰做出同樣的回應。花一百多萬去解決你的問題，聽起來似乎是問題複雜龐大，但其實是因為：僅僅靠花錢去解決問題，只會繼續花更多的錢去尋找下一個解決方法，因為前面的方法都無效，或只能緩解一段時間。

期待有某一種外在的力量可以為你解決痛苦，最後常常是傾家蕩產，得一直到我們終於知道各種別人所提供的解藥都無效後，苦痛把你逼到牆角了，才有可能老老實實回到內在。這就是為什麼佛陀涅槃之後一開始說法（初轉法輪），是從苦、集、滅、道的「苦」開始教導大眾，因為眾生們對「苦」太有體會了！

大部分的人是這樣的路徑：被外在的挑戰逼到死角了，向外求卻一直沒有著落，才開始向內找。你們想這樣子嗎？還是要早一點醒覺過來呢？早一天往內走，就可以早一天少些煩惱，現在看起來小小的煩惱，經年累月之後會變成痛苦。後來會變成什麼？變成即使沒有外界的刺激，你的痛苦還是一直在，痛苦已經不是回應外界刺激而產生的，是它無論如何如影隨形地跟著你的，於是就有了憂鬱傾向。

我們可以避免這些苦痛發生，或者是讓這些苦痛慢慢的回轉過來，往內走去解決那個行陰，去老老實實地覺知自己的內在，看到每一個起心動念背後的勢能是什麼。

舉一個小小的例子：為什麼只要和親近的家人、朋友見面，很愉快的聚會結束之後，彼此道別時，那一刻都會感覺到或濃或淡的失落或沉重呢？有人面對這樣的情形，是依依不捨地十八相送；有人則完全相反，會驟然地轉頭就走，似乎是沒有辦法面對分離場面。那麼我們就要向內看，看有什麼原因讓我們無法面對分離的場面：是害怕孤單嗎？被遺棄情結嗎？這個例子是告訴各位，某一種行陰就叫做「被遺棄情結」。

「被遺棄情結」那個勢能發展出來，會讓你有這個反應：一旦觸及到分別的時刻或分別的議題，就會開始不舒服。

我會在每一個「光的課程」的初階班級談到，我和同學們的緣分最多也不過六七年，我每開一個「光的課程」的班級都是一個承諾，學生可以中途離開，我可不行，這種承諾僅次於婚約呢！你們在課程期間可以有老師、同學一起共修，比較不孤獨，但是終歸還是要一個人。六七年對課程而言，覺得時間挺長的，但說到人與人之間的緣分，又覺得不是如此。

在談到這話題的經驗裡，令我印象深刻的有兩次。有學生聽完後當場就流眼淚，有的學生在學到中間的階段時，向我坦承，他竟然因為怕結束而想要自己先離開。這就是被遺棄情結在作用，這些都是「行陰」。

先把能量修好

修行的「行」就是修這個「行陰」，不是「行為」。許多人修的都是行為，我們可不是那樣而已。所有世間有形有相的事物，最初都是從能量匯聚而來的，最先發生的部分都是看不見的部分。如果想要求好運，好運包括升官、發財、良緣，先去修好運發生前的能量，把前面的能量修好，後面這些升官發財與良緣，便可能會一起發生。

精子遇到卵子開始慢慢形成生命，胎兒是七天為一個週期，是從形成脊椎開始，從脊柱底端的八個細胞開始，往上慢慢延伸生命狀態，再從脊椎旁延伸出經絡、神經，所以生命才產生。這裡要表達的意思是：先從能量運轉起來，能量慢慢的固化，固化成為脊椎，再由脊椎延伸出去，變成有形有相的生命結構。

總而言之，就是先從能量開始。而能量是什麼，能量幻化成物質的第一步是從哪裡開始？是從地、水、火、風的哪一個？是「風」，能量幻化成風，風再變成火，火再變成水，水再變成地。地是最固著堅硬的部分，筋絡、骨骼是屬於這個元素，可是遠遠在骨骼、筋絡這些「地」的元素發展之前，水啊、火啊、風啊早就在發展了。

最開始發展的是風，所以是從呼吸開始。想要有年輕的外表、健康的膚色、好的身型，這些都是「地」。可是地從哪裡來？是水。那什麼形成水呢？是火。什麼形成火？是風。所以要從哪裡下手？呼吸。

呼吸這件事情博大精深，不僅影響年輕的外表、健康的膚色、好的身型，還可以知道一個人的個性。聽起來很神妙，其實很科學，有認真練呼吸的話，也許連你們現在都有這樣的功力。如果你們一步步好好地練呼吸，以後會覺得，原來我以前呼吸如此短促，難怪以前常常很焦慮、急躁。

而練呼吸之後，步伐緩和下來，性情也不疾不徐，也更有自信了；因為不擔心，呼吸就會變慢。後來你們可能會發現，其實是反過來，是因為呼吸變和緩了，你的心性就會和緩下來，你會為了去成全你和緩的人生，很多事情都不在乎了。這班飛機搭不到，還有下一班啊，擔心什麼？事情可以臨時變化的啊！

用呼吸去引動能量

南師說：

我們打坐修行，是從修四大的「風大觀」進入的，風大和身體有密切的關聯。我們從娘胎開始，一直到現在，很明顯容易感覺到的是「風大」，它表現在呼吸往來上。一口氣不來，其他的四大就跟著完了。呼吸往來就是「風大」的生滅作用，當「風大」停止作用，呼吸停止往來，其他的四大也就沒有了。

「風大」和「空大」是比較密切的一組，「風大」一散就空了。「空大」是什麼呢？地、水、火、風、空，「空」就是無形的部分。「風」可能還可以聽到聲音，「空」就是真的無形了，我們姑且用「能量」來名之。行陰是一種勢能，那就是一股促使能量發生的推進力，你要處理這股能量，要從「呼吸」下手，從「風」開始下手，因為風和能量是互相影響的。

做呼吸靜心時，慢慢的練，當你們發現呼吸節奏變得和緩時，當你們一口氣可以變得很長的時候，身體會變得暖呼呼的，那就是呼吸起作用了，你的風、你的呼吸去引動了能量。由呼吸下手，引動能量，也就是引動「空」的那個部分。

「內觀」從呼吸開始

南師說：

安那般那就是以修風大觀為基本，因為風大這個「氣」，就是唯識學中八識的根本依，是八識所根本依止的。我們的生命就是一口氣，如果不從「根本依」上去解決，就得不了「定」。物理世界的生起，也是風輪先起的，研究《楞嚴經》就知道：念頭一動，氣就跟著動，四大作用跟進，各種感受、念頭、境界跟著來。反過來，你念頭真的止了，專一了，就會轉化四大業報之身。

安那般那就是梵語的「呼吸」。

複習一下八識：眼、耳、鼻、舌、身、意是六識；第七識是末那識，就是種子依；第八識阿賴耶識，就是根本依。

簡化來說，第七識末那識是認知有一個「我」的初始，所有我執從這裡升起，就是種子依；而第八識可以稱之為「無盡藏」、「如來藏」或者「藏識」，在無窮的虛空中藏有累世以來（如來）各種因果的根。

我們五官都是向外，什麼時候可以練到五官向內呢？這和練安那般那很有關係，修內觀要從安那般那開始訓練，也是一樣的道理。

你們洗鼻子就會聞到自己體內的味道，大部分的人是聞不到的，都只能聞外面的。就像眼睛什麼時候看到裡面？經過訓練之後是可以做到的，心夠定的話，眼睛是可以往內看的。耳朵也是一樣。

觀音法門跟「聽」有關。我們的感官之中，只有耳朵不受方向限制，也不受障蔽物的限制。眼睛只能看前方，鼻子、舌頭和皮膚的覺受都得有接觸才算數。聽覺受到的限制最少，所以觀音法門是從聽覺開始訓練的，以聽覺繫念，訓練專一定靜的能力。

眼睛可以閉起來，什麼都看不見；耳朵也可以塞起來，都聽不到。但是你可以看見的能力有變嗎？能聽到的能力有變嗎？因此，「所見」與「能見」是不一樣的。「所見」是看到的東西，而「能見」是看東西的能力，這和是否有看到東西無關。聽力也是一樣。

這是八識之內的「能」與「所」，當我們修到了聖人阿羅漢的境界，能、所俱亡。這當然不是指感官都毀壞了，而是聖人的意識狀態已經超越了一切感官，並且到了無我的境界，在那裡，不會對世間萬法生出個人的覺受（透過感官所得到的覺知或感受），所有個人的覺受其實都是偏見。已超越了「能」與「所」的聖人，只有清明的覺性。

這個清明覺性是一直在那邊的，但為什麼大家不知道呢？因為被障蔽住了，那就像眼睛閉起來、耳朵塞住了一樣，我們看不明、聽不清，所以一直受苦。

當你們拿各式各樣的問題來問我，我引導到最後的那個點，通常就是：讓你看見你的恐懼在哪裡。恐懼就是你的耳塞，是它擋住了你的覺性，障礙了你的明心見性。有一天耳塞不見了，就是恐懼不見了，覺性就出來了，到那時候，不用去刻意行善，不用無條件去愛別人，你就是善、就是愛，因為覺性就在那裡。

放掉執著

第八識，看起來是一片淵面黑暗，其實是各種機緣都存在的狀態。無始以來，你隨時種下了各種「因」在裡面，就只等待某一個機緣去發動它，使它成熟。

不要以為我是在說一個知識性的東西，你們認識的所有人，都是因緣所致，是因為當初一個很細微的因素啟動，導致現在的緣分。如果一切人、事、物都是因為這樣因緣俱足的運行而存在的，處理問題不是變得更簡單了嗎？如果有個你不想要的事情發生，你就把因緣散掉，是不是就不會發生？只是看你放不放得下。所以佛家為什麼一直談放下執著，要放掉的不是吃喝玩樂等聲色之物，要放掉的是你的執著。

許多年前有人問我一個問題：「老師，為什麼你們到這個階段了，還是會談戀愛？」第一，我不知道自己到底是到什麼階段。多年來我對自己的狀態一直都是誠實的，不想談戀愛就不談，想談戀愛就談。第二，這個問題應該換一個問法，譬如：「我在親密關係中到底執著了什麼呢？」我們應該問自己這個問題。

回到剛剛說的，不是要放掉聲色犬馬之物，而是要放掉執著心。如果一切是因緣聚合所致，因緣到了，你會和那個人進入緣分，可是在這段緣分中，你會不會執取什麼，就是另外一回事。而比較重要的，是透過那段因緣去修練自己放掉那個執取。

啟動你身體的鼓風爐

《楞嚴經》提到：念頭一動，氣就跟著動，四大就跟進，各種感受、想法、境界就跟著來。其實這就是風、火、水、地的運作。好好練習呼吸，練習那個「風」，最後就會影響到「地」，就是你的身體。

風是呼吸，火是思想，水是情緒，地是身體。所以呼吸快，念頭紛亂，情緒受影響，身體也受影響；反之，呼吸和緩，念頭清靜，情緒也舒緩，身體、臟腑就能更順暢運作。

老子說：「天地之間，其猶橐籥乎！」橐籥就是風箱，把胸腔、腹腔當作風箱，用這樣的原理去呼吸，不要用鼻子硬去呼吸，也不要逼自己用下腹部呼吸。大部分的人呼吸都很短淺，一下子就用下腹部呼吸是不太可能的，很容易有斷氣的感覺。先把身體當風箱去鼓動它，用這種原理來練習呼吸，脹大風箱來讓氣自己進去，放鬆身體讓氣自己流出。通常我會帶著大家先吐氣，身體空了，氣自然就進來了。

一開始不順是正常的，可能會頭昏、憋氣，各種各樣的毛病，那麼就隨時隨地去練習。呼吸是隨時隨地的事，長期這麼做，呼吸就會變得輕安自在。各位剛出生的時候，不會吃飯，現在吃飯還得去想怎麼操作嗎？是左邊牙齒咬下去還是右邊牙齒先咬呢？有些事情變成習慣之後，就不會想「到底要怎麼吃」，就是這個道理。現在大家都不用學怎麼吃飯，有一天，這種新的節奏、安那般那的呼吸法，會如影隨形，像你吃飯、開車一樣，不用去作意，自然天成。繼續去練就對了。

該怎樣就怎樣

看老子《道德經》很精采的一段：

天地不仁，以萬物為芻狗；聖人不仁，以百姓為芻狗。

天地之間，其猶橐籥乎！虛而不屈，動而愈出。

多言數窮，不如守中。

當我們解釋經文或是翻譯文章的時候，你的意識程度不夠接近發言者，是沒有辦法翻譯或詮釋的，最努力、最努力也只能表達比自己稍高的程度。所以翻譯本身就是一個衰減的過程，除非譯者本身程度與作者比肩或是比作者更高，才不至於衰減。有一段時間我一直在翻譯國外的高靈訊息，深深地有感，一開始是一個字、一個字的推敲，之後是把整段看完，整段吸收後翻譯出來。學跳舞也是一樣，當你一步步拆解的時候，表示你還不大會；等到學會時，是一整段地跳出來，自由揮灑。

「天地不仁，以萬物為芻狗」，字面上看起來是老天爺很不慈悲，對待萬物就像對待芻狗一般，但其實並不是如此。

芻狗，用草紮成的狗，古代祭祀時用來作為贖罪除禍的替身。「不仁」不是不仁慈，也不是一視同仁的意思，許多人的解釋都有謬誤。「天地不仁」指得是「天地沒有『要仁慈』的概念」，所以並不是不仁慈，當然也非仁慈，是該怎麼樣就怎麼樣，就是一切都依循天地的最高法則，是宇宙法則而不是人的法則。譬如說，人間就是有四季，你能逆天而行嗎？

春天可以改成冬天嗎？最厲害的神仙可以把春天改成冬天嗎？不行啊！所以我說該怎樣就怎樣，這個宇宙法則是：該這樣就這樣。

舉個例子來說明「天地不仁」。譬如颱風來了摧毀很多村莊、生靈，看起來是不是不仁、很悲慘、踐踏生靈、以萬物為芻狗？但是從一個更高、更廣大的視野來看，它是不是「該怎樣就怎樣」？可以說颱風非常不仁慈嗎？當然不能。颱風是各種自然因素積累之下必須發生的，因緣俱足就會發生的事情。所以天地不仁既不是仁慈，也不是不仁慈，都不是我們人間的看法。所謂「仁慈」是人間的看法，善惡二元的分別心之下的看法。

人禍也是人間的看法，雖然人禍是人創造的，但是從更高的角度，它是在歷史長河之中必然會發生的事情，而且一直重演。這些重演的故事，也是天地不仁，它裡面沒有不仁慈，也沒有仁慈。

以前不懂這些道理的時候，可能會疑惑一個問題：為什麼內修到最後，會變得好像沒有感情？其實那只是超越了人間低階的感情，因為視野變得不一樣了，會對更細緻奧妙的、真善美兼具的議題感興趣，所以有時候看起來，無情是更有情。

我的學生都知道，不要來找我訴苦，我常說「我不是你們的姊妹淘」，這並非否認姊妹淘的功能，而是我的功能並不在這裡。我以前是學生的姊妹淘，結果自己累倒了，學生也沒有進步，所以我痛定思痛，回歸自己教學與啟發者的位置，於是不讓學生倚賴反而強化了他們的力量。

回到自己最誠實的狀態，就會是最有貢獻的位置，該如何就如何，如同颱風、微風，如同「天地不仁」。

自我承認

再談一個人生哲學。你們可能在人我對待時進退失據，本來想幫助朋友，最後不知道該如何幫下去；或者本來不想麻煩親人，最後變得很生疏。怎麼辦？就是回到天地不仁，該怎樣就怎樣。你目前是什麼狀態就去自我承認，然後多做就減掉，少做就補做。

但這裡有一個大課題：你目前在什麼狀態？自己最誠實的內在狀態，只能靠不斷地自我覺照，不斷地回到自己的起心動念，把原來多做少做的都歸回原來的位置，你才會慢慢知道。

修心從「真實」開始，真實就是承認你現在的狀態，你現在無能為力就無能為力吧，否則你很容易透支；當你是一個想要很多很多愛的人，就去承認吧，這沒有什麼可恥的，否則，被壓抑的渴望會變形成為各種扭曲的情緒與關係。

先從這裡開始起頭，起頭就是「自我承認」，這個很重要，這就叫「真實」。譬如我明明是老師，我就不是姊妹淘，當初為什麼變成姊妹淘，我內心有什麼恐懼？有，我怕學生離開我，所以對學生好。後來找到我的問題，就不怕了。

收攝你的心念

接下來「天地之間，其猶橐籥乎」，我剛剛用天氣來形容天地，不是沒有原因的，整部《道德經》就是以大自然的現象來譬喻宇宙間的至高道理，天就是天象的變化，地就是山川、溝壑、大海等。

大自然的運行就像風箱的開與闔一般，四季也是如此這樣循環，春天慢慢地打開，到夏天大開，到冬至則是最緊縮的時候。大的現象是這樣，小的現象是不是也是這樣呢？你個人的現象是這樣，呼吸是這樣，人際關係也是這樣啊！尤其某一種人，你和他相處更是如此，你和他拉遠一點，他一直靠近你，太靠近時，他又拉遠一點，是不是像橐籥？是不是像跳探戈一樣？

「虛而不屈，動而愈出，多言數窮，不如守中」，最精采的就是這四句。如果你是一個好好練呼吸、好好內修的人，你的心神一定是好好收攝的，不會是隨意胡亂放射思想意念的人，不會是隨便什麼情緒、念頭、語言都放射出去的人，而一般人常常是放射的。但如果透過好好呼吸去收攝你的心念，就會是沉靜的狀態，就是「虛」的狀態。這裡的虛不是虛弱，是收攝的意思，一但放射出去就變成「實」了。

我用「講話」這件事來譬喻。觀察身邊的人和自己，尤其是自己，有沒有辦法控制自己的語言，控制自己的說話？觀察自己何時特別想說話？委屈的時候，想辯解的時候、心情不好想訴苦的時候，有沒有辦法控制自己？這跟內修有關。不是壓抑喔，是控制、調伏。你有沒有辦法看見自己想說話的起心動念？看見之後，有沒有辦法去決定說或不說？這個正是「虛而不屈」，所以不是壓抑。

我目前是用說話來譬喻，但絕對不是只有語言虛而不屈而已，最根本的是在收攝你的心念，不讓你的心念隨意放射到有形有相的世界。隨意放射的人很吵，相處起來很累吧？因為他一直不知道自己在說什麼，把他的雜念用聲音、行為表現出來。這樣的人就是動而愈出，不是虛而不屈。

你以為你有委屈不說出來就是損失大了嗎？是受委屈了嗎？一個真正強大的人知道自

己是誰。當一個知道自己是誰的人，不論別人再怎麼誤會你，把你看成另外一種人，也是不為所動的。你知道自己是誰，為什麼要跟別人解釋呢？反而這種不為所動的勢能、氣場，才更能使別人尊重。

我用受委屈的例子去解釋「虛而不屈，動而愈出」。當你想和別人解釋委屈的時候，就是動而愈出；當你知道自己是誰時，你就不一定要說，或者用一種很穩定的狀態去表達，那就是虛而不屈。

「多言數窮」的「數」是指規則、規矩的意思，「窮」就是衰敗的意思。說了太多的話，反而壞事，不如放在心裡面。

用鼻子的根在呼吸

老子說：「專氣致柔，能嬰兒乎？」道理很簡單，但要好好去體驗。意思是：你專心在呼吸，收攝心念在呼吸，你的身子骨、筋絡就會變柔軟，如同嬰兒一般。

真正的瑜伽，不是肢體的擺動，是注重呼吸與冥想的。一些高難度的動作，你本來覺得不可能，透過冥想就變得更容易；若再調整自己的呼吸，可能可以一次到位。如果你硬去拉筋的話，那會傷害到身體。

試著做彎腰把手點到地上的動作，有些人很久沒運動或拉筋的話，可能會覺得勉強；可是如果你們去觀想，不疾不徐的呼吸，手一下就到位了。練瑜伽的同學要好好運用，我聽過太多練瑜伽受傷的例子。

左右鼻孔的通暢與否，所對應的身體狀況不同，身體的右側反映肝的狀況，左側是肺的狀況；臉部對應的五臟六腑狀況也不同，和身體的對應相反，臉部對應的是左肝右肺。除此之外，臉部的額頭對應心臟，鼻子則對應腎臟，下巴是對應胃。

慢慢去練習呼吸，說不定你可以有機會體驗到不太需要吸氣的狀態，那就接近止息了，那是用「鼻子的根」在呼吸，不是用「鼻子」這個器官在呼吸。

內修就是個回溯的練習，回溯「因」或者回溯「根」，呼吸是一個回溯的過程。之前說過，我們的生命是靠一口氣吹出來的，於是現在透過「氣」去練習回溯到那個吹一口氣的起始點。

光是呼吸，就可以從鼻子的呼吸變成內部的呼吸，再變成都不呼吸。道家的神仙們就是因為不呼吸，所以可以活好幾百歲！每一次呼吸就是一次生命的耗損，所以呼吸短促的人便會比較短壽。六道輪迴中，最上面那一道是天人道，天人道有二十八層天，就是二十八個層次，天人道第一個層次就沒有嘴巴和鼻子，他們已經不需要鼻子來呼吸。

前面說到我們的五官都是向外而非向內的，我們很容易被自己的五感所干擾，所以得練習收攝心神，於是透過練習呼吸來收攝你的心神。

我帶靜心的時候都會提到「心繫一念在呼吸」，因為一般我們的念頭絕對是紛亂不已的，所以先用呼吸去繫住念頭，也就是把注意力放在這個地方，心念就不會亂跑。慢慢透過呼吸去收攝心神，說不定有一天你就可以「內照形軀」了。什麼意思？就是好好練呼吸、洗鼻子啊，讓自己的生活越來越簡單清淡，可能你可以聞到自己身上的味道，也可以練到看見自己的身體裡面。

生命從呼吸而來

南師說：

如果達到了得定、止息，不呼也不吸，那個就是真息。佛告訴你的，呼吸往來叫「長養氣」，是保養用的；等到止息，不呼也不吸，鼻子、身體都沒有呼吸了，定住了，那個止息是止了「報身氣」，那是生命的根本。你能把握住了那個，可以祛病延年，活久一點；

不一定會不死，不過也許不死。

「長養氣」聽起來好聽，意思是說：正常人的呼吸，其實呼吸越多次，表示你離死亡越靠近；說你「長大了」，也就靠近死亡了。但是，好好練呼吸，呼吸的次數變少了，離死亡的步伐就慢一點，那個就叫「報身氣」。

那個默默推動你、讓你不知不覺的業力，重複地在為你創造同樣的煩惱痛苦，若是好好練呼吸，這個業力之輪的轉速就會變慢，運氣就會變好。這裡面有科學道理的，也就是地、水、風、火的道理，回到這個原理去看，就可以解這一題，讓業力之輪慢慢和緩下來。

有人說業力不會消失，只會移轉，所以幫別人處理問題，反而要擔別人的業力。

這個說法不完全對。確實有一宇宙法則是「能量不滅定律」，所以業力不會無端消失。道行不夠的人幫人處理業力，靠的是「移轉和交換」；道行夠的人，是可以到更上面的層次去處理，那是叫作「轉化」，不論是靠自己去轉，還是藉更高的力量去轉。所以，沒有好好修行，就到處幫別人治療處理，反而自己會扛下太多沉重的東西。很多人最後是得癌症走的，因為身體裡頭積累太多寒毒。

以後還會提及「習染」，也就是「習氣」，意思是：你此生的個性一定是前世帶來的，由前世慢慢薰染到這一世，如果不改變，就帶到下一世，越染越深。為什麼用「氣」這個字呢？因為生命就是從氣、從呼吸而來的。所以要不要回溯去改掉習氣呢？要啊，不然多生累世下來，讓自己越染越深。

課間問答

師：同學們是如何度過低潮的呢？

生：來上課啊，或者是去旅行。出去走走，去人多的地方走走。

師：這些都是好方法，但你們不會想找姊妹淘出去聊聊？

生：不會啊，本來想要丟垃圾，結果吸收更多回來。

師：確實常常會是如此，自己想訴苦的目的未必會達到，有時候是被反倒垃圾，有時候是自己一心覺得不被理解或接受。

這也是我始終保持大量獨處時間的原因。如果你們不會想向姊妹淘傾訴，這表示，那些本來要當垃圾倒出去的東西，是可以拿回來自己消化的。你們應該也有體驗，雖然傾訴不會沒有幫助，但是它的效果會遞減；你們應該會發現，第一次效果最好，但後來越來越沒有感覺，但內在又有強大的慣性想要訴苦。這時候，我們要警覺那股強大的想要訴苦的動力，然後試著停一下，試著不要去找人訴苦，而是做一些安靜的事，這些安靜的事，很有可能帶給你更多的平靜。

生：和朋友見面訴苦，只是短暫帶來歡樂，所以我後來會寫東西和自我對話。

師：寫東西和自我對話也是我會採取的。回想當年，我在婚姻中有許多苦惱，離婚不久後開始隨筆抒發，想不到想要從筆端釋放出來的能量有如洪流，它應該就是你們所說的自動書寫。第一篇到第五篇的書寫過程中，哭得胸口快要炸開，但之後卻有異常清爽輕盈的感覺。

其實啊，我的婚姻狀況和大部分的情況比較起來，應該算是不算差的，雖然後來離婚了，但起碼我和前夫每天還會聊天，一起吃晚餐，飯後出去散步。我知道很多人婚姻裡沒辦法有這些互動。人們的刻板印象是，離婚的人婚姻一定都很糟糕，這個沒有一定喔！

在離婚前，我們有一個月沒有和彼此說話，而不說話的原因是：我們對特定議題沒辦法有共識。這種沒有共識其實也很久了，但我自己當時不夠成熟，他也是一樣。這個最重要的議題沒辦法突破心防好好聊開，所以就因為那個議題，婚姻就崩解而分開。

其實我會設想，即使現在談開了，會想要回到那婚姻之中嗎？沒辦法，共識不是語言態度上的表象功夫而已，那牽涉到兩個人各自追求的生命狀態。我的個性特質其實並不適合傳統婚姻，而對方渴望有一個傳統的家庭，還好我也沒有勉強自己將就下去，這樣反而讓兩個人的生命都得償所願。

第5課 心繫一念在呼吸：認識六妙門 I

六妙門是什麼呢？數息、隨息、止息、觀、還、淨，這是天台宗的持修方法。

認真修練會有好處，就是臉皮越來越厚。什麼樣子的人臉皮厚呢？沒有恐懼的人。反過來說，什麼樣子的人玻璃心呢？這樣也會受刺激，那樣也會受刺激，內心脆弱，內在到處都是「按鈕」的人，就是莊子說的「萬竅怒號」的人，竅就是孔洞，孔洞多，風一吹過去就會發出鳴叫聲，譬喻內心各種脆弱，隨處一碰就會喊痛，或者防備、或者反擊。所以我們好好從呼吸起修，一起朝厚臉皮邁進吧！

六妙門中，先談數息，光是數息就包羅萬象、充滿學問了。我們會花一些時間來談六妙門，但是沒有要用六妙門來修呼吸法門，而是用「十六特勝」來持修。以呼吸為基礎，但是用十六特勝為次第來進入修行，這是佛的基礎教導。先談談六妙門，對於我們未來了解十六特勝是有幫助的。十六特勝的奧妙，六妙門會先談到。

知「息」長短冷暖

南師說：

《達摩禪經》裡提到過一點點六妙門的方法，其根源在小乘經典裡，尤其是《阿含經》

裡曾提出這個法門。照佛陀的原話，佛在《阿含經》裡提到「息長知長，息短知短，息冷知冷，息暖知暖」。這是他老人家當時傳給弟子們的，不過只講「長短冷暖」而已。當年這些大阿羅漢聖賢僧們，以及那些祖師們，由於智慧高，所以一聽就懂了。

粗略解釋一下一些名詞。先從修行方式來談，小乘比較是以聲聞在修習的，也就是從比較基礎的持守戒律開始，並藉由讀經與聽聞教導來修持，例如不吃肉、按時念經等等，南傳佛教就是這樣的路線。大乘是以小乘為基礎，持戒修法有一定的成果，開始對眾生起了發心行善的意念，並藉著這樣的起心動念繼續持修。

其他還有分類，如藏傳佛教（密宗）及禪宗等。一般大眾可能覺得密宗比較神祕，由師父口傳密法，或者各種儀軌、灌頂等看似比較「技術性」的東西。其實，如果你只看熱鬧而不看門道，才會覺得那是技術性的東西。

例如新時代領域的「召喚天使」這件事，你覺得這是可以學習的技術性的方法嗎？或者，當頻率及意念都到達時就自然可以召喚天使呢？看熱鬧時，再厲害、再高段的東西，都會被你看成技術面的東西；看門道就可以看見高端的東西。

例如禪宗是講空性的，密宗的內涵也是講這個，譬如「升起次第」要觀想的本尊樣貌，是必須從空正見之中升起的，並不只是單單去幻想一個上師的樣子而已。但因為密宗有發展出一些技術性的方法，也就是那些看似華麗的儀軌，所以人們便容易放錯焦點。密宗發展到高端時，只能靠師父口傳，不能外傳，為什麼呢？並非要敝帚自珍，而是外傳會被誤解、誤傳。當弟子到位了，師父口傳給弟子，這樣才不至於因為程度不到而發生各種弟子各自解讀、自以為是的狀態。

「拈花微笑」這個禪宗第一公案，描述的其實就是這種頻率相近才能感應道交的狀態：師父拈花，而弟子默然微笑，完全明白師父的心意：「吾有正法眼藏，涅槃妙心，實相無相，微妙法門，不落文字，教外別傳，咐囑摩訶迦葉。」

再來談談什麼是阿羅漢。阿羅漢就是以聲聞的方式學習佛法而到了十分高端的地方，可能已經到四禪天，但還沒有得到一切遍智，還缺一點，缺什麼呢？缺「菩薩」這一塊。「聲聞」以聽課、看書這些途徑學習，阿羅漢是這樣修成的；「緣覺」就是以人生歷練來體驗、累積智慧的。當然還有「菩薩」這個途徑，就是胸懷眾生，一心為世界奉獻。

修到阿羅漢，在深幽佛門修行，少有干擾、少有人我關係來考驗、少有對境來參照；要再回到人間來修菩薩道，就不容易了，挑戰與誘惑都很多啊！可是其實修到阿羅漢已經很不容易了。

很多成語都是從阿羅漢的公案而來的，例如「天女散花」。

有位很有名的辟支佛（自力修行成佛者）維摩詰，他言語犀利，許多高僧大德都被他直言指正過。有一次，維摩詰病了，釋迦摩尼佛知道可以藉著差遣弟子前去探望而順道聽講，沒想到十大弟子以及諸菩薩們都婉拒推辭，最後是文殊菩薩前往。於是一群阿羅漢們就跟隨文殊菩薩同去，一時之間，眾天人菩薩聚集在辟支佛的房間，也進來許多天女，大家期待著維摩詰智者的機鋒教導。盛況中，天女們空中散花，花朵落在菩薩身上，也落在阿羅漢的身上，但是花兒在阿羅漢身上卻是沾著掉落不了，阿羅漢們不禁緊張起來，想把花兒抖落，十分尷尬。花兒落不了地，表示阿羅漢離開了清淨道場，一旦有不一樣的機緣出現，內心還是會有幽微的沾染啊。

數息是要「繫念在呼吸」

最重要的是，佛陀告訴我們：六妙門的數息要知道的是「長短冷暖」，而不是計較在數數字。數息不是數羊一樣的數，而是指透過數息繫念在呼吸。

所以我帶你們靜心時說「心繫一念在呼吸」，它的意思是什麼呢？

平時心神散亂是不自覺的，直到靜下來打坐的時候才發現，念頭原來有這麼多，外面安靜了，裡面的噪音就變大。這時候該怎麼辦？把注意力放在呼吸，讓心神被呼吸輕輕地綁縛著不要亂跑，所以叫做心繫一念在呼吸，如同十牛圖中所說的一樣。十牛圖就是十張圖描述我們修行的十個階段：一開始我們的念頭像是「野牛」一樣拴都拴不住，而「牧童」是你的覺知，「繩子」就是你的呼吸，讓呼吸把你的念頭好好地拴在覺知上，不要如野牛一般地奔騰。

如果你不知道呼吸的長短冷暖，表示心念沒有在呼吸上。當心念繫縛在呼吸上時，自然是收攝專注的狀態，自然能不隨外境所動。所以當有人激怒你時，要把注意力放在呼吸上，便可以不隨著情緒起舞。

呼吸「長短」比較容易知道，「冷暖」比較難判斷。慢慢練習就可以發現，吐氣時身體發熱，表示你呼吸足夠專注，心是定靜的，此時，就可以感覺能量在身體內部的運行；能量在身體裡運行時，氣息就充滿全身，讓身體發熱，這就是「知息遍身」。十六特勝的第四個階段就是知息遍身。後面會談到十六特勝。

修行先修身

南師：

修行為什麼要先改變自己的色身呢？《楞嚴經》中佛陀最後的吩咐：第一句「生因識有」，我們生命投胎來的時候，十二因緣裡無明緣行，行緣識，是心意識精神與物質結合，也就是跟地、水、火、風、空五大結合才有了身體。第二句話「滅從色除」，色就是地、水、火、風、空，物理、物質、生理上的。你要修行上路，把生命恢復到原有成佛的境界，就要從肉體上來轉變。

「生因識有，滅從色除」，這不僅是要搞清楚的觀念，也是每天都會發生的現象。一件事情之所以會發生，最早從何處發端呢？《創世紀》有言：「起初，神創造天地，地是空虛混沌，淵面黑暗，神的靈運行於水面上。神說：『要有光。』就有光。」萬物一開始是一片空無，天地一切由空無中的一個意識而發端，生出萬象世界。

神不是任何一個人，而是一個意識，每個人就是自己世界的神，要讓你的世界有一件事發生，你必須要先有一個意識出來。

大部分人並不知道自己內在隨時在放射的各種意識。常有人問我：為什麼我許了願望都沒有發生？我舉例回說：如果你許願要有一個大帥哥來當男友，但是內心一直覺得自己不配得，那老天爺要聽哪一段？是許願要大帥哥的那一段，還是其他任何時間都在嫌自己不配得的那些內在低語呢？除非我們能掌握自己的意識，否則便是被這些內在低語創造出我們並不想要的實像。

「生因識有」，事情發生是從內境，所以我們要練習覺照。你在沒有覺照之前，是不知不覺地被內在創造出來的世界玩弄，還責怪別人。當開始覺照時，若你還是沒有辦法不怪別人，那是因為你還沒有全面看見自己，看得不夠細緻、不夠深入；到後來看得夠細緻、夠深入，才能從被玩弄的人，變成主導者。本來你就是主導者，只是過往不知不覺而已。

反過來說，若要滅除實像（譬如病苦），得從哪裡開始？「滅從色除」，是從外面，外境。

所以，從外在的呼吸著手，深入練習之後，逐漸地便能夠轉化色身；若再繼續持修，最終可以回返到清淨無染的境界。天台宗六妙門的前面三步「數息、隨息、止息」，就在說明這個從呼吸著手的修持次第。

懂了不算數，修證才算數

南師：

「生因識有，滅從色除」之後接著是「理則頓悟，乘悟併銷」，是說：佛學的道理你們都懂了，這些道理要靠頓悟，一下子明白了，明白了以後「乘悟併銷」。就像有一位同學講：阿彌陀佛是空的嘛！他好像都懂了，實際上一點用都沒有。

接下來「事非頓除」，功夫是一步一步來的，事就是工夫，不是你道理懂了，色身就可以空，你空得了嗎？所以不是一懂就達到的。「因次第盡」，是一步一步修下來的，色身也是要一步一步的修持才能轉變。

「理則頓悟，乘悟併銷，事非頓除，因次第盡」，這一段話給大家一個很大的警惕，尤其是聲聞派的同學，都應該被「理則頓悟，乘悟併銷」這句話振聾發聵。我們常在上課或者看到書上的道理時，都覺得自己通了、懂了，自己離開悟也不遠了。是這樣嗎？

「悟了」是頸部以上的事，頸部以下什麼也沒有。「乘悟併銷」是說，你領悟了、懂了的那一刻，一切都要一筆勾消，要歸零。為什麼？因為「事非頓除」，那些具體修行功夫所達到的效果，並不會立刻出現，也就是說色相的世界，沒有因為你懂了，那些病苦馬上就不發生了、消失了。所以要「因次第盡」，那些麻煩事要因為你一步一步的內修，才會一步一步的了盡。

內修和看書看懂是兩回事。南師在講《宗鏡錄》中提到「情求意解」四字，說：一般人對於大道理不過是情求意解，離頓悟還太遠了。新時代靈性圈太多情求意解的例子了，總是太感性，譬如說看見羽毛就是天使來了，天使要說什麼哩？趕快通靈一下，好像聽懂天使說什麼就開悟了。這就是情求。再者，當你希望達到什麼境界，因著你的渴望把所有事情都往那邊導引，然後去解釋、投射，這就是意解。

這樣太感性了，不夠理性。感性的氛圍不是沒有好處，它能夠把大家聚攏在一起，彼此安慰，因為外面太苦了。但是這樣是不會讓煩惱斬草除根的。莊子說「相濡以沫，不如相忘於江湖」。「相濡以沫」互相抱抱給安慰，能解得了痛苦的根源嗎？俗語說「久病床前無孝子」，你常常向別人唉聲嘆氣、抱怨訴苦，當人家慢慢不理你的時候，你除了「原來困擾你的問題」之外，還要加上「別人不再理你」的痛苦。

情求意解只是依著自己的渴望或投射去解讀或慰藉自己而已，離證悟還很遠。證悟就是透過你的修行去呼應書上的道理，不是頸部以上的腦袋懂了而已。證悟不是開悟，就是證明了解罷了。

修道的關鍵是「出息」

南師：

剛剛說到數息最重要是注意呼吸的長短冷暖，但是佛陀告訴我們，真正修道的關鍵是「出息」。

修涅槃是注意出息，出息怎麼數呢？當你的氣進來再出去的時候，你要把所有的一切，連生命、一切煩惱、一切病痛、一切東西，跟著出息放出去。尤其是今天感冒生病，或者身體裡生瘤、生癌等，讓它一齊跟著出息出去，出去就空了。你如果這樣數息，馬上身體就輕鬆了。

這個方式如果你試成的話，煩惱就先消滅一半了。數息是數出去的息，但是還是要強調重點不是數一、二、三、四，是要把注意力放在出息。這種理論方法多說了就是負擔，所以要去練習。當你放鬆吐氣時，把病苦煩惱都放出去，身體就慢慢空了，變成管道之後，排濁能力也越來越好。同學常常說上課之後，身體越來越敏感，出去外面容易感覺不舒服，那就要練這個啊！要進得來也出得去，身體的困擾也變少，所以重點在出息。對於「出息」我練了好多年，有各種心路歷程，但經典裡兩句話就說盡一切。

我曾經這樣：濁氣進來卡在太陽神經叢裡，一直想把身體中間這段的氣排出來，注意力都放在中間……刻意集中注意力，身體是緊繃的，這樣是錯的！放鬆才能呼氣，徐緩的吐氣，把濁氣排泄出去，輕一點的從腳底的湧泉穴排放出去。但是氣脈要通喔，不通還是出不去。

總之，數息是數出息，出息的重點是把不好的東西一起排出去。要自己去證悟，不然告訴你大祕密也沒用。

南師提到「真正『空』的力量比『有』的力量大」。我第一次看見這句話就被打動了，到現在我應該看十遍不只了，仍然不斷在進展中實證（證悟再證悟的意思）這句話。

「空」比「有」的力量大，有兩個層次。

第一，要把氣吐完，出息就是呼氣，呼氣完就空了。舉剛剛的例子，當我的濁氣卡在太陽神經叢，我一開始把注意力放在「有」的地方；後來才明白要先「空」，身體放鬆，濁氣便更流暢地自動排出。同理，我們練呼吸，也是先吐氣把身體空掉；等到真正空的時候，自然而然吸氣，就會吸得更深更大量。

第二層次，空勝於有。你在執著什麼？執著於一個很不喜歡的工作，一段痛苦的感情。要不要放手試試看？有可能放手之後，來了一個喜歡的工作和更適合你的人。

用呼吸拉住思緒

把向外馳求的那個心，像野馬一樣狂奔的心，用自己生命這個氣——風大，當作一條繩子，把心拉回來，與「氣」配合在一起。這裡講野馬，我們之前提到的十牛圖講野牛，都是譬喻我們的雜念。念頭不再亂跑，腦內劇場不再亂演，生命就輕鬆多了。

數息的「數」，是知道的意思，知道出息的長短與冷暖。其實注意呼吸的同時，不同層次的「我」一起出現。第一個我，當然是呼吸的那個我；還有個我，是正在「數」的那個我；第三個我，就是旁邊那個在看自己數對了沒有的影子。一心三用，有好幾個我，不同層次。

我教自我覺察，常有學生練習之後開始覺得「人神分離」：「人性」的層面常被外境挑戰，覺得不舒服；而「神性」的那一面，在很清楚的覺照這一切。但是，因為覺照才剛起步，人性的部分還很猖狂，也就是野牛還在狂奔，神性雖然在觀察，但用處不大，所以覺得人神分離。這個也只能繼續修，繼續練習，把神性的部分練強大，人性的部分就很容易被降伏。還有一種人，情緒一直出不來，便要多走一些（修行）路，先讓情緒出來，要知道情緒的長短冷暖，讓自己的防衛機制先鬆動一下。

南師說：

不要太注意、故意去呼吸，鼻子本來就有呼吸往來，但你平時都沒有注意，不過在靜心打坐、什麼都不管的時候，你也會感覺到呼吸一進一出、一進一出。感覺第一下，感覺第二下，思想跑開了，你就曉得「心」和「氣」分開了，趕快把它拉回來。道家又比喻這個為男女結合，陰陽配合在一起，中間有一個媒婆就是「意」；是你的意識要把「呼吸」跟「思想」拉在一起。

這邊主要在說：呼吸就像是繩子，可以用來繫住念頭，這個狀態就是心氣合一，男女合一。

心氣合一是有一套邏輯的。我們這個有形有相的生命體，是地、水、火、風組合而成的。地是最後一部分，最堅硬的部分。最開始是風，是呼吸。第二個是火，是思緒。所以好好呼吸就可以調節你的思緒，這就是道理。

呂洞賓曾經提到「呼吸快念頭就快，呼吸慢念頭就慢」，一般人就是呼吸太快、太短促，要你慢慢呼吸，氣一下就沒了，所以要慢慢練回來，讓呼吸可以深與長，心氣合一的時候，呼吸肯定是深長和緩的。

人生要向自己交代

你們有好好練洗鼻子嗎？要記得平常天天練呼吸和靜心。人生最重要的是向自己交代。

剛剛說「空」勝於「有」，想要幸福，便要先「空」掉自己心裡頭那些恐懼所造成的執念，也就是那些擋住自己幸福的「有」。至於是什麼擋住你的幸福，好好練三部曲，就會知道。不是婆婆擋住你和老公，不是討厭的同事擋住你的升遷，是你裡面的恐懼擋住你跟幸福和豐足的路，因為恐懼，所以你「執有」，於是擋住了幸福的路。

事非頓除，因次第盡，次第是什麼？次第的一開始就是好好打坐、呼吸。

第6課

焦點放在呼吸上：認識六妙門II

天台宗的六妙門，數息、隨息、止息、觀息、還息、淨息。數息怎麼數？南師的演講裡面常常提到，不是那個「數落」的數喔，看起來是數一、二、三，但是真正的意涵是把焦點放在呼吸上。

六妙門原始的意涵是：因為當要數息一、二、三的時候，我們會把注意力放在呼吸上。可是發展到後來，卻變成重點在計算數字。要知道，所有的技術、方法或是工具，都有一個源頭的理念，所以我們在看數息時，要回到源頭去了解它的意涵是什麼，不要忘記那個本，否則只會流於技巧面的訓練。

技術是應用、是表象，只著眼在此，就會不明就裡，因此，再如何精進，也無法超越技術之上的層次。所以要回到形而上的源頭，「心繫一念在呼吸」，專注在呼吸。

數息，透過呼吸去收攝心念

那為什麼要專注在呼吸呢？呼吸有它的奧妙，掌握呼吸法門，便可以解脫龐雜的思緒、擔憂或是身體上的局限，包括病痛、欲望等等。那些標榜「一坐數千息」的都搞錯了，雖然看起來好像很厲害，其實，這裡真正的用意是要透過呼吸去收攝你的心念。

南師說：「只要注意呼吸，不要太用心，只要自然放鬆，呼吸到哪裡你不要管了，但你會感覺到的。」這段話，只有好好練呼吸、靜心的人，才知道是在說什麼，沒有實際體驗的人不會知道箇中玄機。

在練呼吸的開頭時一定有困擾，覺得有點緊張、有點憋氣，只注意呼吸，身體其他地方都是緊繃的，所以告訴你不要太「用心」。那些沒有練呼吸的人一定會感覺奇怪：叫我不要太用心，難道這法門這麼簡單，可以隨便練練不要用心？非也，不要太用心是叫你不要憋氣、不要太緊張而要放鬆的意思。

在座有一些同學也在教課，老師不能只會講一些理論、空靈的東西，必須把形而上的轉成具體的、生活化的話語；而能夠如此做到，還是得靠自己真修實練，所以我十分注意自己在教課時不要只流於知識與理念上的探討。老師的責任，不但要學生明白義理，還要督促學生進入體驗義理的過程。

至於要怎樣放鬆呢？要從哪裡開始放鬆？就是去觀察自己哪裡是緊繃的。一切都是從三部曲的第一步開始，就是去覺察自己。

不論在過去的多生累世中或是你們未來的生命中，你們是否被五花八門的技法、術法或課程所吸引，都不要忘記最基本的「三部曲」，「三部曲」可作為任何法門的基礎。第一步是什麼？是覺照。要如何放鬆，就是去覺照哪裡緊繃。

其實，這三部曲的前兩部，與佛法修行的「止觀」基本功——靜默的修練與觀照的修練，是不謀而合的。

我們都知道打坐或入定的基本法要——「眼觀鼻、鼻觀心」，但是如果照字面上操作，不就成了鬥雞眼？眼觀鼻是真正肉眼觀肉鼻嗎？當然不是，而是把注意力（眼睛）觀照呼吸（鼻子），這樣一來關竅便打開了。所以眼觀鼻、鼻觀心的意思是：將注意力放在呼吸。而呼吸就可以收攝心念。

之前說過地、水、火、風的概念，我們的色身是以風、火、水、地的順序幻化出來的。最先是「呼吸／風」，再來形成「心念／火」，再有了「情緒／水」，最後出現「身體／地」。

為什麼呼吸可以收攝心念？從上面的順序可看到，心念是從呼吸來的。我們要解開身體的密碼，便是按照這個次第來走，這也是佛陀教導我們從呼吸切入、來解脫物質生命束縛的祕密。呼吸慢了，思緒就慢了，呼吸急促時，思緒也亂了，兩邊是相生的。如果你呼吸變和緩了，就會發現思緒也慢慢地和緩下來，身體老化的速度也慢慢地和緩下來。

隨息，心息合一

其實六妙門最關鍵的步驟是在「隨息」。前面數息提到，要各位去覺察身體的緊繃，注意自己的呼吸，可是當你練習呼吸久一點之後，也知道如何放鬆時，就不太需要去強迫自己注意呼吸，因為你自然而然就會心息合一，這就是「隨息」。如果達到了隨息，後面的「止息」就是自然而然的事了。

隨息的大重點，就是「旁邊那些思想妄念一概不要理」，就好像一句話「龍銜海珠，游魚不顧」。我們好希望自己一打坐就心無旁騖、毫無罣礙地進入空境，但是我們做得到嗎？一般人不容易。

這裡不是要教你一打坐就能進入空境的方法，重點不在這裡。重點是「要聚焦在哪裡」？你可以逐漸練習去聚焦在一處而不散亂，就算暫時失焦了、有雜念了，還能回到聚焦處，那麼就能慢慢進入定靜狀態，甚至禪定狀態。

我們現在是住在五光十色的世界，不是在山上杳無人煙之處，是入世修行，入世修行比較難，騷擾比較多，所以焦點要放在呼吸上。被老闆罵的時候，開門作生意、一個客人都沒有的時候，你的焦點都要放在呼吸上。反過來說，當老闆罵你，你把焦點放在老闆身上，或是你把焦點放在沒有半個客人的焦慮上，狀態就會變得更糟糕。

不要去找空境，而是要空境來找你，焦點放在呼吸上，逐漸放鬆到隨息時，它就來找你了。

回到「旁邊那些思想妄念一概不要理」這句話的含意，就是要把焦點放在呼吸上，其他的就一概不要理會了。修行的方法都是簡單而扼要的，是人們自己搞複雜了。

「大道至簡」，就是這個道理。你們練呼吸、練靜心，這個道理十分重要。太多學生問我：「不打坐還好，一打坐，妄念反而變多了。」或是告訴我：「最近妄念太多，所以沒辦法打坐。」這些話一點也不合邏輯。

我說要雙軌並行，繫念在呼吸是一個軌道，雜念在另一個軌道。不要管妄念，你按照呼吸靜心的次第好好進行即可，越是在意妄念，妄念越是擴大。焦點放在哪裡，哪裡就被擴大，不要餵養妄念。

「龍銜海珠，游魚不顧」的意思是說：你是那隻龍，海珠是呼吸，游魚就是龐雜的妄念，所以不要去管那些妄念。

放鬆，氣就長

接下來提到莊子說：「眾人之息以喉，真人之息以踵。」

「眾人」講的就是一般人。一般人呼吸都很短淺，呼吸都沒有下到橫膈膜，橫膈膜都要纖維化了！因為它沒有被滋養，都變成硬梆梆的；橫膈膜越硬，呼吸就越無法深長，氣就下不去，下半身的生命狀態就會提早衰敗。但是你們放心，只要好好練呼吸，胸廓還是會再打開，橫膈膜也會恢復彈性，如果繼續「眾人之息以喉」的話，呼吸只到喉嚨，氣色一定不好，活力也不佳。

色身是從呼吸幻化而成的，色身狀態和呼吸狀態有關。比較年輕的同學關心的是容貌，再來是關心身體的健康，最後是關心身體的壽命。不論是容貌、健康還是壽命，都和呼吸狀態有關係，都要從呼吸開始調整。

「真人之息以踵」是指：修練過的人，神仙、道長或是大修練者的呼吸，是可以到腳踝的。不要認為這個很難，其實沒有這麼難，我自己當時是兩三個月就見到成效了。

再一次提醒，要記得把自己的胸腔、腹腔當作是風箱，去擴張這個風箱，這樣你們就不會罣礙氣要怎麼進來，或者鼻子到底是吸氣或是吐氣。

不是只有臉上的七孔才在呼氣吐氣，身體上的毛孔都在呼吸，當你呼吸越來越和緩，你會發現能量的運行，並感受到每個毛孔上都有呼吸。

南師在這裡告訴我們一個祕密是：叫你們不要數了，直接隨息就可以了。重點是要放鬆，放鬆後氣就會長。

止息、真息，為生命充電

「止息」看起來很奧妙，你們可能會想說：是要我們憋氣嗎？當你身體很放鬆，到了隨息的狀態，身體放鬆和緩，你會發現等很久很久才需要吸氣，那就是止息。

自己去體會一下，我不認為很難。不要去「想」止息喔，永遠都不要想去找境界，要等境界自己來找你。南師提到：「氣充滿了，念頭也止了，身體內部的變化很大了。」呼吸漸漸徐緩了，能量運作也被啟動了。氣充滿了的「氣」是指能量，能量充滿全身，念頭就會和緩下來，逐漸地，身體內、外變化就會出來。這就是前面說的風、火、水、地的道理。

南師還說：「打坐修定的人，做到身心寧靜，止息一刻鐘或半個鐘頭，你一天精神用不完，那就是真正的充電了。」學生很常和我抱怨工作很累、沒有辦法靜心，事實上，越累越需要靜心。往往我們越累越不靜心，就每況愈下。

人生就是這樣，四聖諦「苦、集、滅、道」說明了「苦」是修行的起源，因為太苦了，所以被逼得開始發心去找尋「解苦之道」。

苦的人不去找苦之因，那麼苦難就會像滾雪球一樣越來越沉重，最後把他逼到苦的極致，到處求神問卜，到處去找大師來解苦，但都放錯了重點——因為只求解外在的苦境，而不求解內在生出苦境的苦因，那麼這個因便會繼續發動。也許等到多生累劫之後，實在是向外求助無門了，才會開始向內去找原因。

所以，不要等到被逼到了牆角才去用功。工作很累、很不舒服，就趕快去靜心、去充電。

南師說：「在呼吸一出一入，一進一出中間，有一段剎那之間的，就是真息。」這是什麼意思呢？就是：好好呼吸，數息、隨息，之後呼吸越來越徐緩，好像不太需要呼吸，就是止息的階段，止息的「期間」就是真息。

曹文逸仙姑說到：「命蒂原來在真息。」蒂是瓜熟蒂落的蒂，蒂就是源頭。這句話是說，生命的源頭就是真息。練成呼吸的時候，能量蔓延全身，身體慢慢熱起來，浸淫在這個狀態裡頭不動，就是處在真息的狀態，這時候就是回到生命的源頭了。

接收身體的訊息

說到這裡，我們談談大家都十分感興趣的話題「通靈」。很多人修行到一半就開始走岔路了，開始追求通靈，而且是隱性的追求。若是顯性的，就會去報名教你如何通靈的課程，隱性的人就比較麻煩了。明明是上持修的課程，在練習內觀與靜心，結果卻一直說自己靜心時看到什麼，靜心不是要你靜下來嗎？結果你都在忙些什麼呢？修練當然是能夠打開我們更細緻的覺知，但那是附加價值，修練的主要目的，是遣除顛倒妄想，增長智慧。

當有人問我如何得到高靈的訊息時，我都會反問他們說：「你收得到身體的訊息嗎？」身體是看得見的實體，而且隨時都在反映訊息給我們，所以若它傳出來訊息你都不知道，那還問什麼高靈訊息？我不是故意不回答學生的問題，這是個認真嚴肅的議題。

要怎麼練習去接收身體傳達的訊息？從三餐肚子餓的時候開始練，問自己的身體要吃什麼？有人回答說：「吃炸雞、可樂。」那不是身體說的，那是你的欲望說的話。如果你每天都聽從欲望吃炸雞、可樂的話，你的身體就會用很激烈的方式向你反應，冒痘痘、嘴角破、便祕等等。反過來說，若你吃了身體真正需要的食物，身體會是通暢、放鬆、神清氣爽的，但這種無形無相的感受，也只有在你更靠近自己的身體之後，才能切膚地明白。

呼吸六字訣

呼吸有所謂的六字訣。你可以安靜下來，背脊挺直，輕輕地發出聲音，感受一下發出聲音的身體部位。

「呵」，是胸口在振動，心臟這裡。如果悶悶的，就先用點力，短促強音衝出去，打開心門。

「噓」唸「河威」或是「揮」，感覺一下，是哪個部位在振動？是肝的位置。身體會一直在發熱。

「呼」，是身體中間在回應，心輪下方的位置。對應的是脾胃，共鳴的位置都會發暖。

「吹」，是更下面在振動，是腎臟，腰部的位置。如果覺得氣走不到那個位置，試試看心中慢慢地默念，不要發出聲音，然後感受一下能量是不是運行到那個位置去了。

「嘻」，是三焦的地方在振動，身體前面上、中、下，整體都打通。

「哂」唸唸看「斯」，是哪裡在振動？好通氣，前胸後背都感覺到了，所以是和肺部有關。

我們練習六字訣，在一開始時，可能不會感應到書上說的對應位置。為什麼呢？因為你們的身體塞住了，振動到不了那個位置；還有就是你們靜不下來，觀察自己的身體也是要十分安靜的。

六字訣要六個音一起練習，門檻可能高了些，有些同學就想放棄了，所以不如反過來：你們哪個部位不舒服的時候就去練習哪個音，或是哪個臟器比較弱的，就去多多練習那個音。

這六字訣，你們先挑自己需要的去練習，一開始發出聲音，慢慢地就不用發出聲音了。沒有發出聲音的時候，反而能量是更俱足的，「意念往內」的時候對臟器的效果更好。

南師用叢林大廟宇的結構來解釋呼吸的重要性：前殿上的哼哈二將是指呼吸，「哼」、「哈」就是呼吸；四大天王是眼、耳、鼻、嘴，意指透過呼吸起修，接著再修練看得見的眼、耳、鼻、舌；廟宇後頭是韋馱護法菩薩；大殿上是釋迦牟尼佛；背後是大慈大悲觀世音菩薩。透過廟宇結構來告訴大家，一切都是由呼吸開始起修的。

學生常問我：靜心時會睡著，怎麼辦？有時候靜心睡著不是因為累，是因為肉身較稠密，趕不上較深較細緻的頻率，就睡著了。只要身體適應較高頻率後，就能夠保持清醒，所以持之以恆地靜心很重要。我們在五濁的人世間行走，在生命的煩惱憂苦中修練，就是為了能夠保持這種清醒。

靜心或是上課的時候不要開手機。唸六字訣是用發聲的振動去感受你的身體，如果要讓自己更敏銳，這些電磁波要隔絕，它會影響腦波。

上靈性內修課程，不是只有眼睛和耳朵在攝受，是全身感官、毛細孔及靈魂等各個面向都在聆聽。雖然我是用語言音波傳達，但是它的源頭是一股能量，如果夠專注，它會直接被你攝受，甚至不用經過頭腦。一旦進入了頭腦，就會開始分辨。源頭的振動頻率音因為這「分辨」，就開始衰減並扭曲；可是如果你用自身存在的全向度去攝受的話，就會以原來的意義進入你，即使你頭腦聽不懂，有一天，它必定會出來敲你的心門。

第7課

抽離與反觀：認識六妙門III

我們這次所教的呼吸法門主要不是從六妙門下手修行，但是六妙門裡面有一些方法可以當作前提、當作基礎。為了解釋六妙門，先說明一些與呼吸有關的方法，讓大家了解後，進入十六特勝會比較容易。

觀息，抽離去看自己

後三妙是觀息、還息、淨息。觀息不用多說，其實一開始修行就可以「觀」。六妙門的第一個「數息」中提到，數息真正的焦點在呼吸，心繫一念在呼吸，這個時候就是你「觀」的前奏。而這裡的「觀」，也不過是強調：有一個更抽離的眼睛去看自己現在正在做什麼。

我一直強調的三部曲的第一步「覺照」，也是同樣的意思，就是更高的我去看自己每一個時刻的起心動念。當你真正下手開始練習呼吸法門之後，你會發現「繫念呼吸」和「觀呼吸」之間仍有層次差別。繫念呼吸是焦點在呼吸，觀呼吸的話，你會發現整體呼吸的變化與差異，譬如自己的氣有沒有吐完、吐氣的時候有沒有感覺到身體發暖……等。

還有另外的重點：你沒練的時候還好，一旦開始練習呼吸，才發現身體各個地方都不順，平常行住坐臥、雜念不斷的時候，都不會發現身體已經在呻吟了，靜下來才發現這裡痛那裡癢。這時候該怎麼辦呢？

身體感知愈細膩，越覺知到身體的不舒服。要怎麼突破和超越呢？就是要一次次的卡住，一次次的超越突破。所以南師說：「不要理它，你這個時候最好故意提起來，不是鼻子了，要點是在難過的地方，把它定住不動。」不要理它是什麼意思呢？一般人感覺到不舒服時，會被不舒服的位置困住，不管是你想要逃離它還是治癒它，其實都是被困住。這裡說「不要理它」就是提醒我們，要把焦點放出去，才能自然而然地忽略那個不舒服。焦點在哪裡，哪裡就會放大，所以，當不再執著於不舒服的位置，那個不舒服自然就「定住不動了」。

想想看：你知道一秒鐘之後自己的腳會被桌子的釘子劃破，或者你無預警地被桌腳的釘子劃破，哪一種狀況會覺得比較痛？當然是有預期的時候比較痛，這說明「心的作用」會強化自己的覺受。所以，只要焦點不要放在肉體層次，而放在精神層次，就會轉化那個覺受。

還息，把散射的能量收回來

「還」是回還的意思，回到不呼不吸，就是老子說的「專氣致柔，能嬰兒乎」。好好練呼吸就是「專氣」，心繫一念在呼吸，身體自然會變軟。真正的瑜伽是十分重視呼吸的，瑜伽不是把自己身體拗來拗去的功法，是要與呼吸配合，並透過觀想，去以各種體位來刺激我們的腺體與脈輪，達到擴展身心靈的效果，這就是「專氣致柔」。

之前說過，當你們站著，彎腰把手觸地，可能很多人做不到。但試試看靜下來「觀想你的手放在地上」，慢慢去調整呼吸，會立刻發現動作簡單許多。

這就是祕密，形而上的力量超過形體的力量。我們可以從自己身上一再證明這件事。什麼人的能量最大呢？是能夠收攝自心的人。如果一個人的能量值以一百分來計算，管不住思緒的的人，至少百分之九十的能量都是散射到外面去的。胡思亂想的人，百分之九十的能量就這樣耗散掉只剩百分之十，只剩下這個程度的能量質可以運用在人生中，那麼你說他會容易成功嗎？所以要把散射的能量收回來，才可以事半功倍，別人一小時的工作，你花幾分鐘就好了。只要能量俱足，就可以做到。

「人微言輕」這句話，不一定是代表你的地位角色卑微，所以起不了作用。如果能量俱足，即使在一個沒有人認識你的地方，說出來簡單一句話，就可以震懾住別人，這就是氣場。這氣場就是從「專氣」、「靜心」來造就的，讓長時間靜心的品質，可以蔓延到平常行住坐臥的生活當中。長期呼吸靜心的修練，不但充盈了自己的氣場，那個悠長的呼吸，會讓自己回到嬰兒的胎息狀態，反轉自己的生理機能。

淨息，念念清淨

「淨」是各種狀態的淨，呼吸也清淨了，雜念也清淨了。這裡的淨不是指沒有思想、不用頭腦。奧修常常駁斥「頭腦」，也許讓大家誤會，以為不要用頭腦最好，不是喔，它是指不要被頭腦操弄。意思是：我們的「覺知」有意識地凌駕於頭腦的思考之上，有能力駕馭與運用它，而不是被頭腦的各種評判牽著鼻子走。

千萬不要一進入身心靈領域之後，就以「沒有頭腦」為傲，活得傻裡傻氣的，還以為那是某種境界。頭腦的主要功能是分辨，習慣以頭腦思考的人，便生活在各種評判對錯、好壞、優劣、高下的二元碎片之中；反過來說，若一個人擁有更高的智慧，便能以智慧來好好運用身體的各個機能，包括頭腦。

當你的頭腦不再操弄你，就可以「心氣專一」。什麼叫心氣專一？這就要再一次回頭來說四大元素，物質身體的形成，是由風↓火↓水↓地四個次第依序幻化建構而來的。

風是呼吸，火是心念思想，水是情緒，地是身體。從呼吸起修，也是因為風、火、水、地四個次第是從「風」元素起首的關係。呼吸變慢，思想也變慢，情緒也變慢，所以身體老化也變慢，年輕人在意的變美也來了，人的美醜和心性有關，由此可見。

心氣專一就是呼吸徐緩，心念也徐緩，龐雜的妄念會漸漸減少，不是要你沒有思想，而是思想有沒有操弄你。

譬如你想找工作，用頭腦和用興趣來找，差異就很大。用頭腦來看，不外乎是薪水高、福利好、離家近等等原因，但是你對這份工作是否喜歡，是否有熱情，搞不好就被頭腦犧牲了。

要影響別人？先修練自己

順便談談新時代靈性圈的狀態。有些人覺得自己被召喚要從事心靈的工作，於是開設靈性中心，於是當諮商師，於是像我一樣當老師，但都持續不久，有現實的問題啊（其實常常在開始計算成本的時候就出現問題了）。

從事心靈工作，若非發的願夠大或是持續力夠強，在一頭熱的開場之後，接下來勢必會一直想：該開什麼課比較有市場性、學生夠不夠多……等，說穿了，起心動念是為了自己好而非為大家都好，於是往往就開不下去了。當中好多人會開始攏絡學生，或讓學生心生恐懼而留下來，也許你的朋友也會用這個方法讓你離不開他。你們要注意培養自己的識別能力，才不會陷入這種情況。

身為老師或諮商師，得要好好修練自己，萬一個案釋放沉重的能量，或是個案不夠多的時候，你還動歪腦筋、不好好修練自己，就很容易被拖垮。

倒不是不能動腦筋去吸引學生，而是：更重要的是要把自己修練好。既然是要教好學生或者治癒別人，首要的應該是自己先成為最精進的學生，先治癒自己，心中只有投資報酬率、只有如何經營才能維持諮商師或是老師的身分時，也不過就是以世俗方法經營靈性事業，捨本逐末了。形而下是無法支撐形而上的，不如回去好好上班，不要繼續從事靈性事業。有興趣從事靈性工作的同學要好好思考一下。

從事以「心」為出發點的工作，不僅僅是身心靈的工作，都是要以認真修練自己為先的。過去我從事公關工作時，從不請記者喝咖啡打關係，也不特別經營人脈，我的焦點始終放在公關專業上策畫新聞議題的能力，比起攏絡人情，還不如知道記者們想要報導什麼話題，去吸引他們主動來採訪，還來得更有效。這和靈性工作一樣，我們自身有多少實力、證量有多大，才是應該去關注的，所以，認真修練自己才是重點。

練好基本功，後面自然而然

再次強調，六妙門這六個當中最重要的是「隨息」。前面數息、隨息搞定之後，後面的都自己來找你了，自然而然進入止息狀態。止息並非硬是去停止呼吸，止息是從呼吸變得很悠長開始，呼氣很久很久的時間之後才需要吸氣。

「觀、還、淨」都是自動發生的，「觀」會越來越清晰，越來越寧定；「還」當然是自動發生，你不能去決定它如何發生，前面功夫做足了，你自然回到那個「能嬰兒乎」的狀態；「淨」是同理可證。

總之，麻煩的是基礎，數息的基本功沒做好，後面就營養不良了。還有，重點是不要專注在身體痠、麻、癢的地方，通通丟掉，一上坐把身體當作死掉。在死亡的面前，一切通通解脫。佛陀有兩大教導——「呼吸法門（十六特勝）」及「白骨觀」，其中的白骨觀就是從觀想自己的身體逐漸化為白骨爛肉起修，自己都死了，哪還有欲望執著，還有什麼煩惱可言！

止息「忘」念，反觀自性

我曾經思考過，大家又沒有修持六妙門，來談六妙門的問題不是增加困擾嗎？但是這其中的「止觀」確實值得好好來談一下。佛法修練的基礎就是「止」和「觀」。

「止」是什麼？簡單來說就是止息「忘」念，是忘記的忘。

「觀」是什麼？反觀自性，把總是放在外面的焦點反過來放在自心，去觀照起心動念。

你們現在道理都懂，能不能做到，就要看真功夫了。假如辦公室有個討厭鬼每天對你冷嘲熱諷的時候，你可以反觀自性嗎？如果好好修練自己，有一天是可以的。

當你如一片明鏡的時候，那些投射在你身上的一切，都會被反射回去。但是你要如何才能成為一片明鏡呢？當然就是好好做三部曲，好好修止觀。

再舉例來簡單說一下「三止三觀」。三止是體真止、方便隨緣止、息二邊分別止。三觀是空觀、假觀、中觀。

體真止

先說說「體真止」。如果有一天你到達了宇宙最高層次去看，你們會發現，一切你所認知的都不是那麼回事，這就叫體真，體會真實。體真止就是「定」在體會真實的境界。

要說明「真」，先要來說「假」。舉例來說，你很在乎的人、暗戀曖昧的人收到你的訊息後已讀不回，你一氣之下解除朋友，腦內已經演了一場奔放的連續劇。等對方拖了五小時後，回你說：不好意思，母親車禍受傷送醫急救之類的正當理由後，真相和你想像完全不同。這五個小時腦內劇場的故事是真還是假？假的啊，可是這個現象天天發生在我們之中。

你現在對另一個人的想法，你可以證實嗎？你們現在看著我，每一個人對我都有自己的想法，但那是真的嗎？不是，但卻很少人能覺知那是假的。不要被自己的想法所騙。

我們都習慣於把自己的「想法」當真，但「想法」都不會是真的，直到你成為一個大修行者，才有辦法辨識出來，且「定」在那個覺知的光明境界中。

方便隨緣止

「方便隨緣止」就是在面對各種機緣來敲門找你時，你還是定在自己的境界中。「體真止」比較空靈，「方便隨緣止」是你在五光十色的試煉中仍然維持「止」的功夫，是一個在天上、一個在地上的不同。

剛說的腦內劇場都是假的，但是大家都信以為真。前面說的故事裡，對方在五個小時後出現算還好，如果他再也不出現呢？讓我們以假為真一輩子。我們看過的電影、戲劇常常是這樣子演出，男主角為了一些不能啟齒的原因或是不想拖累對方而離開，讓對方誤會一輩子。戲外的我們都覺得：幹嘛這麼傻，講好不就好了，何必以假為真一輩子？但是，我們幾乎都是這樣。

息二邊分別止

「息二邊分別止」不是天上也不是地上。「體真止」像是靜心狀態，無罣礙因此停駐在真如中；「方便隨緣止」像是下座後的生活，處處可以反觀自己的機緣。「息二邊分別止」比較難懂，要舉例說明。它不是不起反應、按下不表，而是連起反應都沒有。

一開始修行的時候，我們和眾人一樣，心念不斷在隨著外境起舞；後來境界高一點兒，被戳中也沒有感覺，不是神經變粗，也不是反應變慢，是因為內在沒有傷、沒有恐懼，所以不覺得人家在戳你，沒有被戳的感覺，這就是到了「息二邊分別止」。沒有這件事，外境的每個事件自動返還原貌。反之，當你還感覺到別人戳你，但是你說自己已經突破穿越了，其實，這件「假」的事情還是存在的，你還沒有真的度過。

空觀、假觀、中觀

三觀——空觀、假觀、中觀就不多贅述，狀態和三止類似。

特別說說你們現在比較需要的「假觀」，它是藉假修真的假。常常有學生問老師：這世界是假的，我們幹嘛來這個世界？就是要藉假修真啊，我們若把自己在世間的一切攝受都當真地懷揣於胸，那麼必定有解決不完的煩惱，所以得藉著這些攝受來反觀自己。我們也不必一直說，一切都是假的、空的，對絕大部分才起修的人並沒有用，你還是會痛、會叫啊，所以就要藉假修真。

我們沒有自由意志

南師說：「打起坐來思想為什麼不能寧靜，念頭不能清淨呢？因為呼吸往來，風動，行陰。」行陰這個「行」就是十二因緣裡頭「無明」緣「行」的行。

「無明」像是一片埋藏著許多種子的土地，它靜待一個因緣業力的觸發，那麼其中的種子便會開始萌芽茁壯。

我們之所以和他人間有某種關係，和環境有某種對應關係，都是過往的因緣所造作，是因緣和合造成的。那些因緣的流轉與造作，累積成此時此刻的你，你現在的煩惱，也是過往所有因緣的總和。

十二因緣就是一連串的因果關係。一開始的狀態是「無明」，那個從無明而起的就是「行」，行陰。為什麼用「陰」這個字呢？因為它是潛藏的勢能，無時無刻在暗暗地影響你，若沒有修練過，你完全無法覺察是背後的勢能讓你這樣想、那樣做的，你還以為是你很聰明伶俐，經過了精密的分析而做出決定。

所有經過頭腦的決定，都不是你自己決定，都是因緣，都是業。我們根本沒有自由意志，所有你認為的自由意志背後都是業。但是也不要因此氣餒，業是可以轉的。

一個人會富裕或成功，努力是其中一個原因，而最大的原因是，他的心量大，因此才裝得下豐足的福報，所以說「佈施得資材」。為什麼一個人可以佈施？他一定是先具有了佈施的心量，那是要經過修練的。

最大的佈施是法佈施，不是放生、捐錢蓋廟就好。梁武帝的故事我們都聽過，宣揚佛教、蓋廟尊僧，達摩卻說他毫無功德，這是因為他的起心動念是為了要累積功德福報，而不是真的心量大、願意給。起心動念的「因」是什麼，得到的「果」就是什麼。

若把自己修練到寬大為懷，以至於根本不知道自己是在佈施，那就對了。最大的佈施是法佈施，你深耕自己，靠近你的人都如沐春風，都自動地被啟發，那就對了。

「行陰」就是這樣暗暗地來，你一呼吸，行陰就出現。那一隻隱藏在你意識背後的推手便開始推動，業開始流轉。所以你要從色身的所來之處——呼吸——去轉，從外而內的去解除你的業，「生因識有，滅從色除」。

呼吸越快，業的流轉越快；呼吸越慢，業的流轉越慢。要趁業的流轉緩慢的時候去轉業，業流轉太快，外面的問題會排山到海，讓你根本沒有餘裕去修練、去解業。

關於法身、報身、化身，大概說一下，這是佛法中常見的專有名詞。法身是本體，不生不滅，不空不有，最高級的境界。化身是從法身變化出去的樣子，譬如菩薩們其實本來是頻率很高的存在，一般人根本看不見，所以祂們有時候會幻化成人們可以看見並可以接受的樣貌來到我們面前。報身就是一切因緣總合的結果，就是你現在的樣子。

第8課　練習「覺知」

如何脫離無力感？

當開始越來越往內修行，若發現自己越來越不想待在身體裡面，會覺得身體實在很麻煩的話，那麼這種狀態是種對生命的無力感。

這種無力感是因為下半身的脈輪塞住了，子宮附近的脈輪及海底輪塞住了，底層的脈輪被集體意識與自己無能為力的狀態牽制住。海底輪最大的議題就是生存恐懼，生存恐懼就是：凡是未知的都令你恐懼，無論賺再多的錢都沒有安全感。我們常感慨，那些世家大族的家產這麼多，卻還要爭、還要搶，不是嗎？所以，生存恐懼和錢的多寡無關。

古時候的生存恐懼，對應的是天災人禍或者糧食不足等真正危及生命的狀態，但現在的生存恐懼常常會發作在金錢及地位上的焦慮，例如公司裡的職位等。海底輪對應的是生死的問題，每個脈輪所對應的議題都有低八度及高八度等各個層次的分別。譬如一個進展的靈魂，他海底輪的作用，會從生存與性的欲望，轉成對追求真理的渴望。

不想再待在身體裡，就是沒有活下去的意願，對追求生命的意義失去了動力，海底輪已經閉鎖，有些修行人是會呈現這種狀態的。

「八難」中其中一難就是生在長壽天，那是天人道的其中一層天，道家才會修仙投身到那邊。在那裡，常態地在入定狀態，收攝心念到極度定靜之中。大家會想，修道到這個境界不是很好嗎，怎麼會是八難之一？因為天人道還是在六道輪迴中，有一天還是得面臨死亡與再一次投生，他們雖然就定靜在一念不生的狀態中，但那些細微的無明之處，並沒有得到遣除，智慧仍然是有障礙的。

我們其實是有機會不需要經過天人道就涅槃。真正在紅塵俗世修行，是對境最多的，所以可以借力使力的機會也最多，長壽天反而閉鎖在定境之中。

若修行修到海底輪失去活力，有兩個方法可參考。一是好好談戀愛，也許現在你的確是在進行中，但不見得有面對真正的問題，所以可勇敢點去衝撞一下。另外一個，是完成未竟的志願，即使是小小一點點的志願也可以，立刻去投入它。

做「讓心情覺得快樂」的事

若想要做「讓心情覺得快樂」的事，就去做做看，若一直不去開始第一步，反而要問問自己，為什麼不去做？人生啊，是要去做「想要」的事，不是「必須」的事。你成全了自己，自然就有餘裕成全別人；若總是虧待自己，去負責做那些必須的事，其實所付出的仍然是匱乏的能量。

若不知道什麼是快樂的事，那就多去試誤，要去做做看才知道。海底輪要去動，要去轉，它是提供動能的靈魂器官，若是動能無用武之地，海底輪就會繼續閉鎖下去，徒然讓肉體成為行屍走肉的狀態。

讓下半身的脈輪活絡起來，這樣才可以回春。回春不僅僅是狹隘的恢復年輕而已，而是讓自己精神奕奕，讓自己處在放光的狀態。放光的狀態不是一直去打坐，前面說的呂洞賓的故事也是，物質人生的事情要先去完整它，才有辦法往下一階段行去。

親密關係裡頭的「待辦事項」也要去完成它。譬如，年輕的時候，我在親密關係裡，並沒有機會發現自己的某些癥結，可能是當時問題難度不高，覺知也粗鈍許多，所以還可以講究自己的自尊與格局，以至於許多議題是跳過的，譬如嫉妒的議題。我會自認為，我這麼有格局的人沒有競爭對手，不知道嫉妒是什麼，一般人才會有這樣的問題，只有別人才會嫉妒我吧！如果我一直處在這個狀態，不去處理那些即使是隱微細小的東西，累積到很後面要處理時，那就是要全部打掉重練了。也許我在人生過程中，忌妒的課題並沒有促成太明顯的外境顯現出來，但內在的騷動仍在那裡，這個問題便還是要被處理的，而且是要從頭處理。

夢與直覺

人會做夢。有解夢的技巧嗎？我們一般解夢都會說，夢到什麼物件就代表什麼意思。其實，作夢時的情緒感受更重要，不要偏廢這個部分，醒來之後要記得作夢時的心情。譬如說，我們都一樣夢見一棵大樹。也許我的心情是悲愴的，因為我在夢中想在那兒上吊；但你的心情是愉悅的，因為你正在樹下乘涼。

訓練自己用心在「夢中的情緒」，這個比「夢見什麼」更重要。

接著談談有關直覺的話題，不要以為直覺是遙不可及的東西，其實，只要把頭腦的知識、成見、習慣等框架放開，直覺就會出現。

靈性探索的道途上，頭腦是要為我所用的，是工具。以頭腦馬首是瞻，那它就變成擋路磚了。

至於怎麼區分直覺與幻覺？比較安全的回答是這樣的——

首先，你要練習抓住你「第一個出來的感覺」，第二個出來的就不是了。第二個感覺就可能是頭腦、是混搭、是修改或是更換過的。這個是需要練習的。

再者，是你「要去找到驗證」，直覺出來之後，要在往後的經驗中證實它。

直覺並不是亂石打鳥，很多人所謂的直覺，其實是一次準、九次不準，而他只記得準確的那一次，其他九次反正是習以為常的不準確了，鬆鬆散散。不是這樣喔！你要用高標準去看，幾乎每個都準確，才可以說那是直覺，而不是胡亂猜測或者自我投射的幻覺。

未來你們都可能成為諮商師或靈性老師，影響的人越來越多。在學校教學生是一回事，出來在靈性圈教課，又是另外一回事，因為你有可能影響的是一個人的精神內在。

一位古代的禪師，因為回答學生的問題錯了一個字，就落入畜生道。提問者說：「大修行人還落因果否？」答：「不落因果。」結果禪師墮入畜生道成為狐狸，經過潛心修行了五百世成為狐狸精，這才有功力幻化為人身，去向百丈禪師請益。結果百丈禪師糾正了牠五百世前的錯誤，是「不昧因果」而非不落因果。

即使是大修行者，也躲不過累世因果；而且，正由於是大修行者，反而要直面因果，明明白白地不隱不匿。

學校習得的大部分是知識，表層的東西；但是我們在這裡學的，是精神層次的東西，影響深遠。

我常常收到二手的諮詢個案（先找過別的諮詢師再找我）告訴我，他們找的前一位諮詢師說的話，讓他們恐懼很久。他們會對我說：「老師，某某通靈者說我會如何如何，或我的家人會如何如何，讓我好害怕喔！老師可不可以幫我再確認一次？」那些人諮詢之後非但沒有理路更清楚，反而變得更焦慮不安。有志成為諮詢師或老師的同學，要引以為戒啊！

以「四念處」練習「覺知」

開始起修，要先從「四念處」下手，四念處是「身念處、受念處、心念處、法念處」，是四個練習「覺知」的層次：觀身不淨、觀受是苦、觀心無常、觀法無我。

老實說，這四個「觀」對於一般人來說已經有不小的難度了，因此我把它再接地一點：初階的學生，我會要求他們，藉著心情不好的時候觀察自己，看那個糟糕的心情是從內在的什麼恐懼促使升起的？通常當我們看清這個恐懼時，心情也會得到救贖。等到自我覺照有一定程度的時候，就不能只在心情不好的時候觀察，得每一個起心動念都要覺知得到。

四念處的「身、受、心、法」之中，「身體」是最容易感受到的，可從這裡展開自我覺察的練習。譬如今天胃不舒服，要去細細覺知這個不舒服，從中明白它從何而來；或者，可藉由每天的三餐去感知「身體想吃什麼」，而不只是被欲望驅使而已。

再來的「受念處」是觀察自己的情緒感受，「心念處」就是觀察自己的心識，最後一個「法念處」才是觀察世間萬法。一般人只看外面、不看自己，但修練的結果會告訴我們，自己搞懂了，萬法才搞得懂，否則都是自己沒看清的內在狀態（無明）投射出去的一場誤解而已。

這起修要觀察的四個層次，是從最粗鈍到最細微的地方。感覺不難對不對？但你現在有觀察自己正在想什麼嗎？是不是一邊聽我上課，一邊在想：剛剛那個人對我的態度好差，或者一邊在想待會兒下課要去吃什麼……所以光是四念處就要熬很久，僅僅是對最粗鈍、欲望最多的身體保持覺知，就是一門大學問。

實證「四聖諦」

再來談「四聖諦」苦、集、滅、道，這是往內走的四個階段，人們通常是先受苦，不願受苦了，才想要找方法、找答案。通常這時候想到的方法都是從外境下手：找上師解厄啊，找靈媒幫忙啊，找人按摩啊，找人開導、開藥。等到無法從外面的世界找到解答之後，才願意從自己的內在下手。這時候我們會逐漸發現，原來這些苦果是來自於內在某些雷同的原因，它長年聚集而趨使苦果發生的，這就叫做「集」。

苦，可以逼著我們去找問題的解答，找到自心。唯識學提到「萬法唯心造」，探尋苦之因，探尋創造苦果的心念，才可以究竟地解決苦，否則，別人再怎麼幫你把苦果拿掉，它還是會從苦因不斷不斷地生出來。耽溺於依靠他人拿掉你的苦，這個苦會越來越大，越來越多。

這邊說說二祖神光立雪斷臂的故事。二祖慧可，號神光。

嚴冬裡，神光法師涉雪前往少林寺參見達摩祖師，請求開示無上禪理，但是祖師當時正在閉關修練，始終端坐面壁，沉默不語。神光法師心中想著：「古人為了求佛法，還能剮自己的骨當做筆，滴自己的血做為墨。」於是在風雪中站了一整個晚上。第二天，積雪都掩蓋過膝了，祖師終於開口說話：「你久立雪中，所為何事？」神光請求開示妙法，祖師說，博大精深的理與法哪是散漫中可以求得的，於是神光斷然截去自己的左臂，明示自己的決心，祖師受到他的精誠所感，於是為他取名「慧可」。慧可對祖師說：「弟子心未安，乞求師父為我安心。」祖師回他：「把心拿來，我為你安心。」慧可當下覓心了不可得，答道：「我找不到我的心。」祖師說：「我已為你安好心了。」慧可因此而有所了悟。

「滅」是什麼意思呢？「道」是求道的意思，是指修行的方法。好好修行，便能逐步去滅除貪、嗔、癡所造成的苦厄，所以「滅」是果，「道」是因。

透過一些正統的方法修練自心，很多麻煩都會解決，事情也會變得簡單，也沒有很多拖你下水的欲求了，那個階段就叫做滅。這時候看開也看穿了很多事情，知道世間一切現象都是因緣和合所生，當有一天因緣散掉了，現象也就隨之而滅掉了，何必執著呢？把握眼前就好。即使你執著，也由不得你，那些或聚或散的種種因緣不是你能控制的，所以智者「順勢而為」，透過了知天地大勢去借力使力；智者不去控制，控制便是執著。

這些都不是理論，都是可以實證的，鼓勵你們繼續走下去，自然就會進到「滅」的階段。不執著不是因為有人一直叮嚀你，不是因為自己的腦袋下指令禁止自己執著，這些大道理、大境界不是你去照章演出就會有的，要一步一步地持修，從呼吸與三部曲開始起修。

你前面一大段的修行，都是為了讓你明瞭，一切都是因緣聚合所生，即使像眼前這個桌子那麼堅硬的東西，都是因緣聚合而來。好好修，讓自己知道因緣的不確定性及恰好性，你才會放掉執著。「滅」就是這樣來的，直到有一天連「滅」都不去執著的時候，也就是不執著「有」也不執著「空」的時候，那麼就是真正的「覓心了不可得」、「本來無一物了」。

課間問答

生：老師，為何我們修行後就不會有被傷害的感覺了呢？

師：有被傷害的感覺是因為我們內在有傷口，新時代是這樣描述的。因為我們內在有一個傷口，所以一旦被碰到就會疼痛；當我們沒有傷的時候，被碰到不會有感覺。

生：可是大部分都是人家主動來傷害我們。

師：我也常遇見這種事，人家來攻擊我，是刻意的攻擊喔！但是我常常不覺得被攻擊，甚至不會意識到那是所謂的攻擊，因為那是攻擊者自己的事，和我無關。有沒有遇到過一個完全不認識的人在你面前發瘋？那樣你還會覺得是被攻擊嗎？不會啊，因為你沒有把那個發作和自己連結上，那是他自己的事。你未來就會發現，每一個攻擊你的人，都只是自己的癲狂而已。

生：如果攻擊我的人是親近的人呢？

師：那就是做功課的時候到了。當你明白，他的攻擊是在表達他自己，表達他內心所受的傷害，那麼會好過很多。而更重要的是，你先要處理的不是你們之間的關係，而是你自己，你那些被他的攻擊所撩撥起來的情緒與傷口。當你可以先調伏自己之後，你便不會再買單他的攻擊了。

生：只要是在關係中，就不可能不買單。

師：不要太快下定論喔！有一天可以做到。母女關係的部分，我已經感受到自己泰然許多，那不是過去可以想像的。所以我可以很肯定的告訴你，你也可以做到，不用到天人道就可以。

我們的父母在自己的成長過程，可能就沒有被善待過，我們為什麼要求他們要善待我們？我們總是無限上綱，把慈父慈母的定義加諸在父母身上，好像天下父母合該一定要無條件的愛子女，合該永遠比子女更強壯、更成熟。

我們很容易受傷，就是一直誤認為我們比父母弱小。當有一天你發現，父母其實比你還弱小的時候，那麼即使他們無理取鬧，說話刻薄地傷害你，你只會把他們當孩子，希望他們可以停一下，不要耍賴胡鬧，那時候你就可以不買單了。

理論上先明白一下，但要有真正體驗才能體悟到。目前就是要肯定地告訴你們這是有機會的，沒有這麼難。

第9課　十六特勝修法Ⅰ：身

開始談本書的大重點——「十六特勝」。十六特勝的修法是怎麼來的？是佛的大弟子迦葉、阿難等，一直到達摩祖師這一脈的大阿羅漢們修持的經驗整理。

進入主題前，先說個故事，這是禪宗第一公案。

天人道的仙人們也想要好好修行，這一天，佛陀在靈山會上，大梵天王端出一朵金色婆羅花，獻給釋迦牟尼佛來請法，並且把自己的身體化為座椅，請佛上座。世尊拈花示眾，眾人默然無語，唯有迦葉尊者破顏微笑，於是佛說：「吾有正法眼藏，涅槃妙心，實相無相，微妙法門，不立文字，教外別傳，付囑摩訶迦葉。」

佛這段話是什麼意思？

「我有澈見真理的密藏教導，這形而上的微妙法門，文字不足以去表達，因此不以文字記載，也不在正統教導脈絡之外傳述，以免扭曲。我要把它交付給摩訶迦葉。」

十六特勝的前四項，「知息入、知息出、知息長短、知息遍身」。我曾經立下「宏願」，希望大家上完這套課程後至少可以到達第四個階段——「知息遍身」。

知息入、知息出，訓練觀呼吸

知息入、知息出就是訓練你觀呼吸，透過觀注呼吸去拴住自己跑來跑去的注意力。因為我們得專注在呼吸這件事，所以就不會被雜念帶著跑了，這叫做「繫念在呼吸」。

佛學說「六根門頭」是指眼、耳、鼻、舌、身、意，大多在頭部。不必什麼都往肚子噸，吸氣進來，要不要導引往下腹部或是導引到腳跟？當然不用。

雖然我們都希望到達「知息遍身」的階段，好像那個息要到達最遠的地方，要到達腳底，但是不要用意念去導引它。導引呼吸反而造成更多的妄想，氣進去就進去了，不要管它到哪裡了。有同學問說，要不要導引到下腹部？或是，現在是腹式呼吸還是鼻子呼吸？不要管那麼多，呼吸是我們天生就會的，只是因為生活壓力大或是壓抑自己等等原因，讓呼吸越來越短淺，現在只是要慢慢練習回復到最自然、最順暢的呼吸狀態。

知息入、知息出的「知」就是要你觀呼吸而已。從「知」開始訓練，但是不要管氣到哪裡，你慢慢地放鬆，氣息自然布滿全身。主要是放鬆，能做到隨息，那麼止息就指日可待，那個境界自然會來找你。

知息長短，觀察你自己

「知息長短」這裡有一點學問，必須是對自己有長期觀察的人才會知道。

當身體有狀況時，呼吸自然有狀況。今天壓力大時，呼吸是長還是短？是短。今天特別輕鬆愉快，息就是長的。「知息長短」，從知息就會知道息長、息短，和自己當時的狀態有關，跟身體情況、跟心情及念頭都有關。「知息長短」裡面大有學問，所以才要細緻到知息長短。

所以要觀察你自己。有時候身體不好，呼吸進來、出去，你會覺得只到喉部、胸部這裡，腸胃都達不到。

靜下來，感受自己的呼吸，或者當場測驗自己對風寒、暑濕、燥火的感受，就知道自己健康不健康了。

知息長短，主要在這一個「知」上，不在息上面。主體在「知」，知性。這個知性在身體每一個細胞，遍及內外，不一定在腦子裡，而是無所不在的。

如果真的能細微到知息長短的話，飲食習慣會從狼吞虎嚥改成細嚼慢嚥，東西吃太快堵在胃裡，你馬上就會察覺氣息下不去，身體難過。身體難過你就會改變習慣，這就是最有效的戒律，因為是自己不想要而不是被約束，所以當然再也回不去了。初階的戒律是有人盯著你，不要這樣、不要那樣，但自己身體難過給你的教訓，你就不可能違逆了。

去體會一下「息長、息短」和「知息長、知息短」的差異。意思是：你知道就好，不要把焦點放在控制你的「息」，焦點是在「知」。所以當你把焦點放在「呼吸不能達到腳底」或是「呼吸卡在身體哪一邊」，就是焦點放錯了。你只要知道呼吸卡在那裡就好了。繼續呼吸你的，不要執著在氣脈通暢不通暢。光是以上這一小段心得，我就花了好幾年去經歷，大家要收藏起來細細體會。

你們一定要好好練，才能去體會，而不是自以為是的，光憑看書就以為懂得上面在說什麼。

透過呼吸的修練，可以轉化人類的基本欲望——「飲食男女」。剛剛講飲食，還沒講男女。飲食習慣可以在練習呼吸之後自動變化，你們的飲食會逐漸摒除有害身體健康、有礙靈性擴展的那些毒素或濃重的東西，連「男歡女愛」的部分也是如此。

修行三階段是戒律乘、菩薩乘和金剛乘，戒律乘就是在宗教、門派裡修行，受教派戒律的約束。現在你是我的學生，如果你們不能每天好好靜心的話，你就應該回去重修，但我不會也沒有資格懲罰你，而是你的人生會懲罰你。如果你們願意好好靜心、好好練習呼吸，就是用一種比較上乘的方法來持戒了。這如同我前面說的：不用勉強自己，因為若你不繼續持修，你的身體、你的人生自然會不舒服。人都有趨利避害的天性，我說的是這種自發性的戒律。

知息遍身，啟動身體的奧祕能量

關於知息遍身，南師提醒我們，這時候不要被一般的佛學騙住了，把這個「知道」當成觀想，結果其實是妄想。白話一點來說，你們好好練呼吸、打基礎，有一天會自動感覺到熱氣布滿全身。熱氣是因為你定靜下來時，身體氣機自動打開，能量自發性地運行，這就是知息遍身。

有人以為「知息遍身」是要去觀想氣息遍布全身，用冥想方法在腦袋裡描繪那個情境。但真正的靜心就只是靜下來、定下來，是沒有冥想的。透過觀呼吸的練習，心念足夠收攝、專注了，自然感受一股熱能遍布全身時，那就對了，它自然會來找你，你不用去找它。

你如果能練到「知息遍身」，知道氣息布滿全身，光是這個，就足以讓你受用一輩子，會感覺到身體慢慢變好了、氣色變好了、精神變好了，歲月的痕跡變少了。光是這個知息遍身，十六特勝的第四個階段，就可以做到這些。

知息遍身之後，伴隨而來的是飲食習慣、生活習慣的改變。以前父母、伴侶、老師一直叮嚀你改變，有沒有用？沒有用啊！所以我不會一直叮嚀你改變生活習慣，只要你好好練呼吸就好了。練呼吸之後，你會感覺這裡痛、那裡癢，自然就會想要改變飲食、生活習慣。身體的問題不是你開始練呼吸、修行之後才有的，那些人生的麻煩也絕對不是修行之後才有的，是你以前太粗鈍，感覺不到，或者是時機未到，所以沒有浮現出來。

除諸身行，除掉身體的慣性及限制

十六特勝的第五是「除諸身行」，是什麼狀況呢？像南師說的：「身上氣充滿了，身體都變化了，變空靈了，整個身體柔軟了，內部五臟六腑統統變了。拿現在西醫的說法，就是中樞神經的系統變了，連帶道家叫『任脈』的自律神經系統都變了。比如曉得自己肝不好的，那個時候肝也好了。胃不好的，胃也好了。或者女性覺得乳房像有乳瘤一樣，慢慢就化了，自己曉得化了。乃至於五六十歲的女人，更年期過了，忽然胸部又膨脹起來，同少女一樣充滿了。」

「身行」的意思是身體的狀態或是運行，「除諸身行」就是消除身體的某些狀態或是有害的行為模式，也就是除掉諸多身體的習慣及欲望。簡單來說就是：這個身體所帶來的飲食與男女的欲望慢慢不見了，或是慢慢地提升與改變了。

欲望會帶來限制，例如食慾使得我們依戀飲食，甚至被它控制，如果你所依戀的飲食習慣是對身體有害的話，那麼病苦所帶來的限制就會更多。但透過呼吸法門的鍛鍊後，欲望改變、飲食改變，病痛等等也會消失。

身體真的會改變，像是自律神經系統的任脈、中樞神經系統的督脈，都會改變。你們練氣的時候，應該會知道，氣會自動充滿在陷落的地方，身體哪裡不舒服，氣自然會補足那裡，身體會產生自癒能力，前提是你的氣脈要通，氣走不動，要怎麼啟動自癒能力？氣脈要通，氣自然會去補足陷落的地方，身體就會好轉起來。

除了身體、飲食習慣、生活習慣會改變之外，你的欲望也會改變，從基礎層次的欲望改成較高層次的願望。基礎層次的欲望就是吃喝、睡眠和男歡女愛，人不外乎就是這些欲望，將來它們會轉往較高層次。這是真的！以前可能會想著賺大錢，這沒有不好，但是提高層次之後，會讓你除了賺大錢之外，也想讓大家都賺到錢。而對男歡女愛的需求，則會轉成更高層次的愛，譬如對於追求真理真知的愛、追求減少眾生病苦的那種愛。

「精滿不思淫，氣滿不思食，神滿不思睡」，貪淫、貪食、貪睡，這三個欲望都可以透過呼吸把它提升起來。「氣滿不思食」就是：氣息遍布全身的時候，你的食慾就會被取代掉。

我們的存在體有看不見的靈性器官，它是沒有辦法用普通的食物去補充營養的。脈輪就是靈性器官，可以用饅頭來補充它的營養嗎？沒辦法。它要用比較精微的頻率去補充，譬如用「氣」，以及其他形而上的東西來補充。氣吸滿時，同時也在補充營養給靈性器官。氣場明亮、氣色變好都是這樣來的，靈性器官變健康，促使你的生命狀態更暢旺。

不是斷絕欲望，而是不被控制

「除諸身行」練到末尾，除了飲食習慣改變，男歡女愛的欲望也改變了。不是單純的不愛，而是不被它控制。男女談戀愛都是被賀爾蒙控制的，愛情的初始都是賀爾蒙的作用，賀爾蒙的背後就是促使生死流轉的業力。

那麼這件事要怎麼克服呢？業力來的時候，你要迎向它，而不是避免它。但是當你迎向業力時，要如何不被業力控制呢？那只有提升自己了。業力不要去避開，而是要去借力使力。所以，不是斷絕欲望，而是不被它控制。

密宗確實有譚崔雙修，這是較高階的修法，世人不懂，大部分的修行人也不懂，因此傳到世間被扭曲了。譚崔有它的門檻，雙方要到達不被肉慾驅使的層次，才能透過這樣的體位去修行。一般人是受不了的。

譚崔雙修的原理很簡單，但要達成不容易。原理是雙方拙火啟動，讓隱藏在尾椎很強大的能量，透過海底輪的啟動，讓它沿著中軸往上，兩股強大的能量透過男女結合，形成一個循環的磁場，這樣磁場會大於兩個人的加總。雙方都要具備相當程度的靈性狀態，才能達成這樣的能量接軌和激盪。

和你們談這個話題，是要你們死了那條心，好好修行，不要被騙了。不要聽信坊間傳言，說有靈性大師和你一起練譚崔就可以被點化什麼的。譚崔不可能公開招生的，因為你程度不到，就算對方是大師，還是根本練不成，何況大師也不可能以這個修練法公開傳授。

生：開始練呼吸，會不會暴躁、有情緒？

師：會啊，不只是暴躁，還有很多不同症狀。原因是什麼？呼吸會放鬆我們，但放鬆之後，反而容易釋放出那些隱匿壓抑的東西，悲傷啊、憤怒啊等等。此外，情緒壓抑久了，累積在身體層面成為身體的毛病，一樣會透過呼吸放鬆而釋放出來，譬如過敏或咳嗽。當那些心底很深處的東西浮現上來的時候，就敞開地讓它出來；但注意不要栽進去認同它了，反而被本來要釋放掉的情緒帶走了。

生：如果想罵人呢？

師：教你們一個方法：數到十再說出來。沒有要你們壓抑自己，但往往數到十之後，說出來的話會不一樣。

我曾經有一個經典的對話。有次我和學生及學生的男友一起吃飯，學生手機響起開始通話，她的男友就趁機問我：「為什麼她上課之後，情緒特別多？」我回說：「修行不是為了沒有情緒，是為了沒有恐懼。」

第10課　十六特勝修法II：心

受喜、受樂，心理與感官的清淨

接下來第六個和第七個是「受喜」和「受樂」。喜和樂的差別在哪裡？樂的感受是比較感官的，喜的感受是比較心理的。

這裡談的「受喜」、「受樂」和之後要談到的「心作喜」是不一樣的，受喜、受樂是被動的，心作喜是主動的。

南師講「受樂」：

進入初禪就受喜及受樂了。初禪是什麼呢？就是正式的禪定來了。所謂「心一境性，離生喜樂」，這個時候你雜念、一切都清淨了。「離」這個字有兩個意義，第一個：這時候才曉得，我的知性跟身體感受是分開的，氣息和四大也可以分開，才曉得，這個時候如果我這一口氣不來、死掉了，馬上可以跳出來，到另外一個生命境界。所以佛經形容我們這個生命，靈魂離開身體如「鳥之出籠」，舒服得很。就像關在籠中的鳥被放出來了，超越肉體物質的障礙。所以說是「離生喜樂」。喜是心理的，樂是四大變化，這就接近了初禪。

六道輪迴中，我們在人道，再往上是天人道。天人道有三個層次：欲界天、色界天、無色界天。簡單說三個層次的差別：第一個「欲界天」是還有欲望的，但比人道還要清淡許多；第二個「色界天」的欲望大部分已經除去，此外他們仍是有形有相的，但當然和人道的色相不同，譬如他們形貌端正清麗，而且他們沒有嘴巴跟鼻子，因為覺受力已經提升到不需要它們了；第三個「無色界天」，無色無相，完全是一團光與氣。以上每一層天都還有細分，還有各自的所在，此處先不詳述。修道成仙的那些真人、仙人們，他們就是在天人道。

初禪就是在「色界天」的最初階，色界天分成初禪天、二禪天、三禪天及四禪天。初禪天的境界就是「受喜」及「受樂」的境界。當你到達「離生喜樂」的時候，那就是初禪天的狀態，你以這個狀態離開這一世，下一世去到色界天的初禪天。

離生喜樂，放下對感官覺受的執著

南師提到「離」有兩層的意思。

第一個離，是指「離開身體」。

眾生對身體有很大的執著，也就是對死亡有很大的恐懼。執著什麼，就會恐懼失去它。譬如，你如果不害怕失去媽媽對你的愛，你們相處上就不會有太多問題，就不會覺得痛苦。

越沒有執著就越放鬆，越放鬆就越吸引人，越讓人想接近。不過，所謂的「放下執著」，是沒有辦法用頭腦、知識去控制自己做到的，純粹的知性運作沒有辦法抵抗業力、習染，即使看過再多的經典，如果你不從實際生活裡的止觀修練中去證悟，就不可能離開執著。解脫業力只有一條路，就是修行。

離的第一個意思就是「離開身體」，南師說是「一口氣不來死掉了，馬上可以跳出來」，也就是神識已有自主性，可以自主離開死亡的身體。一般認為中陰身是死掉離開身體的那段期間，但廣義的中陰，可分成六種中陰：我們現在雖活著，但不保持覺知的狀態，也算是某種中陰。

離的第二個意思，是「知性與感性分離」。舉例來說，「知息長短、知息遍身」的時候，你不要因為自己的焦點都在呼吸，而被呼吸壟斷了，全部都執著在呼吸上，以至於你的「知」都不見了。所以，你的重心是要錨定在「知」而不是在「息」。

「息」是被觀察的，你自己是「知」，這時候才知道自己的知性與感性是分開的。訓練自我覺照也是這樣。尤其身體不舒服、情緒起伏的時候，重心更要放在「知」，才能放下對各種難受的執著，才更接近離生喜樂的初禪天。

初禪天無鼻無嘴，也不用分段進食，吸很多仙氣（能量）就可以儲存很久。很難想像嗎？你們若是修行到脈輪很通暢，呼吸、打坐會覺得身體都是熱氣的時候，不需要吃東西便能攝取能量，不需要靠嘴來吃食物，也不需要靠鼻子來吸氣，靈性器官的運作會提供自體所需。當你越在眾生的下層，越無法啟動靈性器官，那麼才需要分段進食。

我曾經說過，你們飲食習慣會慢慢改變，因為粗鈍的食物無法滋養比它更高的東西，不能滿足靈性器官更精細的需求。所以靜心時，我都會說啟動生命能（**prana**），生命能才可以滋養不具實體、更細微的東西，也就是精微體。若不能滋養靈性器官，它們只好一直休眠，直到你醒過來為止。

受諸心行，依從「心之所向」而行

第八個「受諸心行」，剛剛說離就是要離開身體，離開身體之後就來到心了。

南師說「受諸心行」：

前面除諸身行等五步統統在氣脈裡轉，「受諸心行」轉到心的境界了，跟身體四大關係少了，跟地、水、火、風的關係變了，感覺感受不同了。受諸心行，是由初禪進到二禪境界，由「離生喜樂」初禪，到第二禪「定生喜樂」這個心念境界。當你達到受諸心行時，就不同了，感受到二禪的定生喜樂。

前面「除諸身行」都在氣脈轉，都是在身體的範疇之中，都是物質層面的部分。如何界定你來到「受諸心行」呢？就是「定生喜樂」。

我們不用到天人道，在人道的我們，偶爾可以在打坐中路過定生喜樂的境界，試著從打坐時去體驗。不過，二禪天的境界不是路過，就是在定生喜樂的狀態裡。

「受諸心行」及「除諸身行」的狀態來比對一下。「除諸身行」是除掉身體的慣性及限制，飲食、男女這些欲望所帶來的身體限制。「受諸心行」是離開身體限制之後，從心自發性地驅動你的行為及作法，離開身體欲望的驅動。譬如，你挑工作時，依從「心之所向」而行，沒有來由、不用分析利弊得失，就是被歡喜心所驅動，而不是被生存恐懼所驅動。

用頭腦評判利弊得失的方式去選擇、依據外在條件或世俗價值觀去選擇，頂多就是得到世俗的成就，很多人連世俗成就都談不上；但是，若想要真正的豐盛，要超脫世俗的層次，不問利弊，那麼深心內在的驅動力才會浮現，從這裡行事，不會執著一定要達到什麼目的，那麼這份「心之所向」才會帶你到豐盛之地。

二禪天就更好玩了，初禪是無鼻無嘴，二禪天是沒有五識，只剩下第六識「意」，「喜受」與「捨受」相應。意思是：捨掉你原來喜好的感受，才能與較高層次的喜悅相應。舉例來說，年輕時喜歡搖滾樂、唱KTV，喜歡一些比較強烈的東西，就是「怡悅之相粗大」；經過年歲的洗鍊與性情陶冶後，感受越來越細緻後，就會喜歡安靜的音樂，即使不發出聲音的東西都可以撼動你，你捨去了那些對強烈、激動的需要，因為你被更細緻、安靜而宏大的東西所感動。

目前也只能暫且這樣來解釋，以譬喻的方式來了解這些較高的境界。這譬喻不是真正二禪天的狀態，目前大家就是盡量用心去體會。

心作喜、心作攝，心的自發與收攝

前面有受喜、受樂，「心作喜」的這個喜，和前面的那個喜是不同的。南師說：

前面的受喜受樂還帶有物質的、感覺的狀態；這個是心境的狀態，境界完全不同。為什麼叫心作喜呢？是心意識在作意，唯識學稱這個為「作意」，這就是「定生喜樂」了，所以心作喜。

「心作喜」是心主動生出的喜，沒有對境。前面的受喜還有觸動自己的對境。

「心作喜」還容易懂，「心作攝」就難懂了，盡虛空大地歸之於一。《楞嚴經》上講，一毛端可以容納大海，心細如髮，一念萬年，萬年一念，都是心的境界。經典上也講「放之則彌六合，卷之則退藏於密」，看不見了。也就是芥子納須彌、須彌納芥子。心作攝，定生喜樂，進入二禪。

「定」之後會發生什麼呢？放眼望去一目了然，但了然於胸，都收攝於心。一般人的狀態是注意力隨時在發散，隨時被外境影響，能量都發散出去。心作攝就是把了然的那一切都收攝到心裡頭。道家說的「迴光返照」，不是一般人說死前的迴光返照，那是一種修練法，神識在上丹田，三眼輪的位置，把投射在外人、外境的思想意念迴進來到自身內在，迴返過來照看自己，我們現在練的自我覺照，其實就是初步的這個功夫。

須彌是浩瀚宏大的，芥子是微小毛端，你是芥子，將須彌通通收攝進來，就是芥子納須彌。須彌納芥子就是：即使像芥子一樣細小之處，也可以一絲不漏地納入你浩瀚的內心當中，心作攝就是這個境界。

心作解脫，打開心所帶來的限制

「心作解脫」，解脫不是只有指解脫身體而已，不是只有身體會帶來煩惱，心的層次也不是最超凡入聖的。心的層次還是有限制，這裡是指打開了心所帶來的限制，進入三禪天。

三禪天是「怡悅之相淨妙」，這時候心所發出的喜悅，比二禪天更為細緻，「樂受」與「捨受」相應，和前一個層次同理：先捨掉了粗大的感受，然後更高頻細緻的這個「樂受」才會出現。

新時代強調人類蘊含著神性，你們可以感覺到嗎？大部分應該沒有。那是因為我們怡悅之相粗大，所以更細緻的時候才可以感受到更深層的部分。

知見的學習只是先知道一些概念，它們都是身外之物，接下來就得透過人生歷練與修持，去見證這些概念，實際去體驗書上說、老師說的、經典談的那些東西。譬如「慈悲」是什麼？我們本來以為它就是愛護他人，但「慈母多敗兒」又怎麼說呢？我們需要不斷在智慧上進展，才會窺見更高深、更精妙的慈悲境界。但是，最後還得放下慈悲的見地，才能進入終極狀態。

第11課　十六特勝修法III：觀

為什麼我說，十六特勝後面簡明扼要的講講就好，是因為講仔細也沒有用。越到後面的狀態境界越高，尚未有所體驗的，那麼我講了你們也不會明白，何況，我自己也還沒到那個境界。

知識性的理解要盡可能放掉它。既然如此，為什麼還要聽我說呢？是為了記載在你們的阿賴耶識裡面，當有一天觸及這個境界時，我們此時的交會和話語都會被喚醒，你就可以「自證」那些知識。

觀無常，覺知無常是常態

前面從「心作喜」開始，心已經作主了。現在「觀無常」這個階段，不是身也不是心了，是「觀」。

有些同學已經被我訓練得比較熟悉「觀」了，也就是自我覺照，但是離練家子還有段距離，觀照還流於頭腦看頭腦、念頭看念頭。之前說過三止三觀，老實說要到達「止」的境界，才有資格說到「觀」。

真正的「觀」是一個普照一切的制高點，本身是不作意的，也可說是中性的。但這些都是贅詞，都只是在那個境界附近揣摩的語言，惟有你真正到那個「覺」了才會知道。

現在我說的內容，你們要打開心輪去聽、去攝受，不然聽不懂、也不知道是什麼意思。試著去觀想一個「普照一切」的層次，也就是一目了然的高度，是不可能作意的，也不會有念頭，大概是這個意思。多半的人打坐還不到這個境界，差不多就要開始昏沉了；慢慢的練習，你就能在此時繼續保持清明，不起一念，那個就是觀。

要知道，「觀無常」、「觀出散」、「觀離欲」、「觀滅盡」、「觀棄捨」等，詞句前面有「觀」這個字，是表示你在「觀」這一邊，而不是在「無常」、「出散」等等那一邊。譬如，觀無常是指你「觀看著無常」，不是你在「無常」那一邊。

何謂無常？就是變化而沒有一個常態，生、住、壞、滅是世間萬法的常態。我們常常在面對逝去時唏嘘不已，以至於後來在開始擁有時就害怕失去。就像我當年結婚後第一天早上，張開眼睛第一刻，突然開始擔心身邊的人比我早走掉。其實這些都是多想的。人生種種經歷告訴我們，幹嘛先想未來的事呢？我們所煩惱的未來，在此刻並沒有發生，它是一種基於無明恐懼而起的幻覺。所以，我當年擔心的事情當然沒有發生，因為十年後我們和平地離婚了，兩人都各自走向想要的路。當時，真的是多擔心的，那麼你們此刻正在擔心什麼呢？它反映的是你的恐懼，它不是真實的。

大家很會背大道理，講一些空洞的話，說要活在當下，但這從來不是你腦袋知道就可以做到的。活在當下的第一步，是得覺知自己「此刻正在哪裡」，一定不在當下啊，在罣礙著過去發生過的事嗎？在擔心未來尚未發生的事嗎？……覺知到了，然後去停止這些念頭，當虛妄的過去和未來不再霸占你，才有機會活在當下。

但停止那些不在當下的念頭又談何容易，所以，說到最後還是得好好蹲馬步，透過三部曲（或是止觀）的修練，內心的「恐懼」變少了，就更容易做到。如果我們沒有了生存恐懼、被遺棄的恐懼，沒有了對金錢的焦慮或受害者情節，當然便沒有對未來的焦慮或是對過去的罣礙。

不迎不拒不執著

所以，「活在當下」的功夫還是從「覺照」起步。還沒發生的事情，對此刻而言是幻覺，你為什麼耗費能量去煩惱幻覺呢？未雨綢繆這句話僅僅是用在事務層次的工作上的，但在意念層次，若我們被「恐懼」（所謂的未雨綢繆）趨使去思想、言語、行動，只會導向「恐懼」的結果。起心動念是什麼，結果就是什麼。

其實開始和結果是一起發生的。當修練到制高點，可以看到「全像圖」的層次，就可以看見：起點是什麼，終點就會是什麼。只有處在時間軸上的我們看不到。

無常就是：世間一切萬法沒有常態。我們以為變化是可怕的，但人世間沒有一件事是永恆的。人們或許以為自己做了防範就可以延續什麼，或讓自己更有保障，但那是螳臂擋車，因為比小我力量更大的是天時、是命數、是修練所帶來的轉化。

無常是中性的，是必然存在的，所以失去沒有不好，得到也沒有好。其實，得到中含有失去，失去中含有得到。你們一定要知道這件事，這就是物質世界的常態。也就是成、住、壞、空，是一個必然的現象。親密關係、事業工作、銀行存款都是這樣。要維持自己的內在成為一個承載的管道，對發生的事不迎不拒。我說承載的管道不是通靈喔，意思是指，讓每件事情經過你，流過你，再流出去，那得要一個不迎不拒不執著的人才可以做到，這樣的人才是完全自由自在的。

舉例來說，大部分的女生都是希望親密關係是永恆的，可能對象再爛都不想分開，對分開的恐懼要大於在一起時的煩惱。但是，如果你處在我剛剛說的不迎不拒的狀態，那麼便能體會到另一種層次的「愛」，你可以透過不同的對象得到各種愛的感受，但你不會去執取。這個舉例不是說你是到處放電、招蜂引蝶喔，那是出於匱乏，這邊說的，是一個更完整的心，所投射出去的世界，所帶來的感受。

南師用出息、入息來說無常。息不要抓回來，一進一出是生滅法；念也不要抓回來，一切都是動來動去的。呼吸也是一呼一吸的，讓自己成為管道就好。每一個下一刻都是新的階段，前幾刻的東西都不存在了。

我們有多少煩惱痛苦是來自於回想呢？沒有罣礙就不會回想。回想只是一再地讓已經發生的事情起死回生，讓它一次次再發生。

觀出散，覺知那個「不執著」

「觀出散」，既然知道無常，無常是大自然的法則，就可以進入出散。在無常之中修練擴展，讓心可以像海洋一般寬廣，裝得下汪洋，裝得下巨浪。

剛剛提到，如何在無常中活在當下？就是：看見念頭回到過去，就斷掉念頭；念頭流到未來，又再把念頭斷掉。這就是出散。念頭不止是會流往過去或未來，其中還有惡念，一看到有惡念，就斷掉這個惡念。初期，執著心強的時候，不一定做得到出散，但是我們就是先練習去看到就好了，先看到就知道心裡面在幹嘛了。到觀出散這個程度，就是：看到就放掉，念頭斷了，就出去了。

觀離欲，覺知那個「出離心」

到了觀出散之後，進入「觀離欲」是一個必然的結果。

觀離欲的「離欲」，就是想要離開所有你覺得有必要離開的事。出離心可能已經早就出來了，但是這個也要「觀」。你在「觀」的層次上中性地看，沒有好或是不好，「離欲」就是個到了某階段就會出現的自然狀態。

很多人經歷人世間各種折磨，百般折磨之後，就會有出離心，很多大明星歷練了劇烈的貪嗔癡之後，會有信仰、會修行、甚至出家。但那是離欲，還不是「觀」離欲。

到了觀離欲這個層次時，各方面的出離心都已經俱足，執念變少、變清淡，自然就出離了。但重心是在「觀」，不是出離。

觀滅盡、觀棄捨，連「空」的概念都空掉

「觀滅盡」，要知道「離欲」和「滅盡」是不一樣的。離欲是單點突破，滅盡是一片荒蕪，是什麼都沒有。

最後一個是「觀棄捨」，連「我已放掉了什麼」、「我已成道」的名相統統放掉。你有一個意識是「我成道了」，「成道」本身就是一個名相，就是一個限制。這些都要放掉，不然你就還有細微的分別意識。

課問問答

生：要如何分辨網路上描述靈性世界的訊息，哪些是可以相信的？

師：如果真的來自較高次元的訊息，你不會心生恐懼。反過來說，當你心生恐懼，表示那不是來自較高次元的。有時候或許描述得很靈驗，但那是來自左鄰右舍，也就是那些四次元裡頭其他的靈體，它們的意識層次並沒有比我們高，甚至還低於我們。譬如鬼道的靈體也會有訊息給你，還能印證，於是你傻傻地以為，沒有身體又有天眼通的都是上師或天使。明師多半不會多談通靈之事，不是否認它，而是不好談。因為眾生愚昧，容易誤導。只要大家好好修，後來自然會了解。否則當你還在愚昧狀態時，即使接收到的是真理，也會以愚昧去詮釋。

第12課 知呼吸，心呼吸

十六特勝分三組

南師把十六特勝分成三組，他提醒我們要打破一個概念：十六特勝看似是按著次序走，雖然越到後面越是高深的境界，但是不一定會依次序發生。因為我們的意識狀態是多層次並存的，不一定你現在在三樓就會一直停留在三樓，也許有一天因為天時地利的加持，於是在打坐時，可以提高到十樓，但被別人激怒或是被打擾時又掉到一樓，這是常常發生的。用分組的概念去看十六特勝，會比較容易打破僵化的想法。

這三組怎麼分？前面五個和身體有關，「知息入、知息出、知息長短、知息遍身、除諸身行」。複習一下除諸身行的意思就是：身體帶來的限制逐漸解除。身體會帶來的限制有病痛、欲望等等。

第二組從身來到心，「受喜、受樂、受諸心行、心作喜、心作攝、心作解脫」；第三組來到觀，「觀無常、觀出散、觀離欲、觀滅盡、觀棄捨」。從身到心，再到觀。觀是什麼呢？

南師說：

中間的六個心法和前面的五個，屬於止觀之學，偏重於止，由「觀」得「止」是定學。

後面「觀無常、觀出散、觀離欲、觀滅盡、觀棄捨」這五個是慧學，由「止」而「觀」。念念之間隨時有觀，不是說「知息入、知息出」還沒有做到，後面這些觀就都不管了，那你就錯了。修行第一步求「止」與「觀」，當下就是。

關於止和觀，之前我只浮光掠影地說一下。因為當時還沒學會走，就要求大家學會飛的話，怕大家會對這門課望而生怯。

由定而觀，煩惱才會不見

止和觀到底是什麼？要說到佛法的修行，就必須談到止和觀，止和觀在佛法中是很基礎但需要不斷精煉的修行方法。

南師說到，前段的身體層面和中段心法的那六個層次就是「從觀得止」，你沒有到達「止」的境界，是到不了「心」的。

這個很容易理解。每天忙忙碌碌的，忙工作、忙家務、忙各種關係往來，身體與頭腦停不下來，這由不得我要求你們緩下來，得等你們忙到終於心死了，終於知道這樣也得不到渴求的東西後，才會進入下一個階段。

譬如我常會說，若你覺得金錢是帶給你幸福的途徑，那你一定要先努力賺錢，賺大錢，你沒有賺夠，你不會知道錢是不是能帶來想像中的幸福，所以你一定要去體驗，體驗到金錢最終確實無法為你帶來真正的幸福。當你體認到這個事實時，就會義無反顧地往前走，去到下一步。

要知道，真正得道的人，他們一定是富裕的，福報足以帶給他們取之不盡、用之不竭的資財，可是他們不會花時間去賺錢。佛陀的十大弟子中，有好幾位其實是生在皇族裡，沒有人是在仍有匱乏的時候成道的。

中間六個「受喜、受樂、受諸心行、心作喜、心作攝、心作解脫」，也是偏重「由觀得止」，這個觀和十六特勝後面的五個「觀」的層次不同。譬如說，一旦有人為難我，我警覺到自己不舒服，於是自我覺照發現，是因為我內心有東西被勾動，所以才覺得自己被為難了，停下抱怨、停下誤解，這是由觀得止。一直練習安住在這裡，「止定」的工夫就會更到位。止的功夫夠了，在止的狀態下去觀，才會看到更多、更細微的東西。

譬如嫉妒和吃醋這個議題，我們從深陷其中到解脫出來，至少有三個層次。不是每個人都可以看到這麼多層次，若不是在「止」裡面而「觀」，是沒有辦法看見第二個及第三個層次的。

簡單說，一般有點自省能力的人，看見自己嫉妒別人，會想著：覺得自己不夠好才會嫉妒別人。這是第一層次的觀。

下一步，就會透過專注於「求取自己更好」來解脫與人比較的煩惱，也就是追求自我肯定，直到發現自己的獨特性，不追求第一，但求獨一無二。這是「成所作智」，是用來對治忌妒心的，這是第二個層次。

第三個層次，是解脫掉「人我執」，當「我」一直在的時候，一定會有由其所生的煩惱；反過來說，當「我」都不在了，還有何煩惱可言？所以第三個層次是要把「我」解脫掉，得從觀察「我也是因緣和合所生」開始。這可不容易！

這個例子告訴我們「觀中求定」，和「由定中而觀」，這兩個觀的層次可是差遠了。由定中才可以去看後面五個「觀無常、觀出散、觀離欲、觀滅盡、觀棄捨」。

由定而觀，煩惱才會不見，才不會被外在情境所左右、才不會被人我之間的對待所播弄，一會兒被讚賞而開心，一下子被疏遠了又擔心，煩惱無止無盡。

認識十種一切入

「十一切入」是指：有「十」種物理與精神性的功能，而心物「一」元。十大元素是青、黃、赤、白、地、水、火、風、空、識。事實上青黃赤白也是地水火風的產物，那些顏色是由四大組合而成的。

南師說：

十一切入，青、黃、赤、白四種色，是怎麼變出來的？是地、水、火、風、空五種物理作用的變化。最後這個「識」，是心理精神的，這個不屬於物理的；這十種東西，只有十分之一是唯心的，就是這個「識」。青、黃、赤、白、地、水、火、風、空，都是唯物的。

十六特勝是很重要的、最容易得定的法門，所以這些都是特別需要注意的。實際上知息入、知息出、知息長短、知息遍身到除諸身行時，身體的障礙是痠、痛、脹、痲、癢等等，這是生理上四大變化而來的。如果都沒有這些問題了，是因為你安靜了，用《大學》裡的話就是達到這個「知止而後有定，定而後能靜，靜而後能安，安而後能慮」的境界。這是偏重於身體方面四大或五大（地、水、火、風、空）的變化來說的。

這裡把十種一切入與十六特勝連在一起。十六特勝這種修行方法，是去瓦解那種物質世界固化的想法的。物質世界是一種誤解、幻覺，你以為物質世界的東西是實有的，可以觸摸得到的，其實都是你的腦神經告訴你的，真實的情況你從不知道，除非你超越腦神經（也就是物質身體）的層次。從呼吸開始起修，是要瓦解腦神經對我們的欺瞞。

這裡提到，打坐的時候，身體會出現痠、痛、脹、麻、癢，表示你的注意力還一直放在身體上，所以被身體的覺受所困，當你足夠定靜的時候，這些感覺就會不見。為什麼會不見？表示這些感覺並不是實存的。

你們一定有經驗：身體偶爾有些痠痛，去看一場電影，看電影的時候都沒有感覺到那些痠痛，因為注意力跑去電影情節中了，表示你原先的痠痛都不是真的。我們都被騙了，被頭腦欺瞞了。

如果你一直都沒有好好修行，便是千百萬劫都處在被欺瞞之中，從來也沒機會觸及真相。欺瞞你的方法也很簡單，只要腦神經告訴你錯誤訊息就可以了。

所以，我常常笑說，我們不過是第三代機器人，雖然是第三代，但還是機器人。我們跟機器人一樣，有硬體、有軟體，還有寫程式的人。

打破概念

還要告訴你們一個祕密。你們以為神足通是什麼？南師說，神足通是氣脈全都打通了，你們就以為神足通是可以飛起來的，是嗎？神足通不是你想像中的飛起來或者是靈魂出體，而是：那個次元已經和我們不同了，他們可以修到超越了時空概念的幻覺。而我們因為膠著在空間的假象中，我們信以為真，所以被困在這裡了。

我們現在不能相信空間是假的，繼續修下去就會知道那是假的，可以不受時空限制，就會知道，真正的宇宙運作法則跟我們第三次元以為的運作法則是差很遠的。南師說的「一切都穿插進來，都穿透你的身心」，雖然沒有說那是神足通的概念，但是就是那個境界。不是你瞬間抵達某個空間，是那個時空自己過來，移動到你的身體。我現在說得還不是很究竟，但是也許可以先打破你原來的概念。

瑜伽修法的祕密

南師告訴我們，瑜伽修法要每天清潔九竅，臉上七個洞，下面大小便兩個洞，都要清理。前面一直提醒要洗鼻子，洗鼻子時，水從鼻子吸進去，嘴巴吐出來，不是左鼻進右鼻出。

南師說：

到了西藏，密宗把十六特勝變成修氣、修脈、修明點、修拙火。不管哪一個，真修密宗的話，修氣、修脈、修明點、修拙火，修成功了，最後走的時候，這個肉體變成虹光之身，化成一道光就沒有了，整個肉體不必火化的。五、六十年前在西藏，還有兩個喇嘛是這樣化成光走的，這是在西藏的帶兵部隊長親自看到的。這就是修氣、修脈、修明點、修拙火的成就。

修氣、修脈、修明點、修拙火之後才可以修譚崔。由這個次第去看，外面教譚崔都是假的，教的人都不知道修氣修過關了嗎？

呼吸法門就是修氣、修脈，而《光的課程》就是修明點，明點就是脈輪；等到脈輪都通暢時，拙火就會從海底輪升起。我自己的經驗是：拙火不是一股腦兒往上衝，而是冉冉升起，偶爾溫暖，時而熾烈，但是並不會被衝擊到意識不清或者身體疼痛難耐，那都是誤解誤傳，或者當事人氣脈明點不通。海底輪勢能被啟動後，冉冉上升，通過每一個脈輪，通向頭頂。中間脈輪如果卡住，拙火就停了，就卡住了。我記得我人生中第二次打坐時，拙火突然啟動，但當時我根本不知道怎麼回事，一緊張它就卡在心輪了，身體像是被壓扁成石頭那樣緊縮堅硬，後來我又至少花了五、六年的時間，才再次啟動拙火，並且順暢無阻。但這裡要強調，我自己的修練從來都是基本功：止觀的修練，我稱為三部曲，從來沒有追求過任何一種看起來很厲害的功法或密法，或者追求更厲害的神通大法。只要基本功做足了，形而上的感官也打開了，密法也自己通了，而且是根基穩固的，才不會招致被反噬的後果。

虹光是什麼意思？表示我們存在體所發出的光能已經非常強大，足以化掉身體。很多得道高僧都是這樣走的。如果你對十一切入很了解，就會知道化為虹光也是很合理的。

有個安心的所在

回想二〇〇六年之後的那幾年，我每天下午都會去咖啡館看書、翻譯靈性訊息，我每天都在期待那幾個小時的時間，於是用最快的速度完成當天的工作，好帶著兩本書衝到咖啡館。看靈性書籍是我最珍惜的事情，對於剛剛接觸靈性世界的我，那些書籍滿足了我探索宇宙真相的渴望，這對我來說，實在太迷人了。

當我在看書的時候，我是全心投入到書本的文字之中的，頻率與書共振，如果看書足夠專心的話就會這樣。不只是我，每個人都一樣。以至於在那種情況下，此一頻率之外的一切會被排除、被淘洗。有點像是你們每周來上禪課或者「光的課程」，也許上課前才和家人鬧得不可開交，心情沉重，但是來上課三小時之後，這些心情都被淘洗乾淨了。這就是因為我們的頻率被帶到更高的層次，在真相的光明之中，那些虛假的東西很快就被認出來而消失不見了。我自己在當學生時也常常這樣，下課後心情莫名其妙地變好了，原來在意的東西不怎麼在意了，看書也有這種效果。

等到你們都有一種實修的方法握在手中的時候，若是能讓它成為生活習慣，你便會有個安心的所在。所謂的「所在」，當然不是一個實際存在的地方，而是一個心理狀態，是你隨時可以回去安住的狀態。每天每天的練功，絕對會等到曙光乍現的一天。

每個人都有多生累世的慣性，用佛家的語言，「慣性」就是隨業流轉，你的業就在那裡，你自己並不知道，但是你隨著業去說話、思考、行動，毫無覺知地被看不見的勢能運轉著。若你們了解十二因緣，便會看到，一連串因無明而起的業力是如何地操弄我們的人生。

雖然慣性在那裡，但是我們可以試圖建立更高的慣性，以「修練」的慣性，去取代舊的慣性。在這裡你們可以做的，就是建立一個每天練習安那般那十五分鐘的慣性。

境界、行為、證果

僅僅是靜心打坐而缺乏自我覺照，會流於兩種缺失。一是對於打坐中產生的各種現象不明究理，以至於容易進入誤區；二是會無法掌握自心，以致於無法掌握自心所起的煩惱。覺察需要長期的練習，大部分的人練習覺察很多年，但不知道自己並不是真正地在覺察，只是思想在看思想而已，限於頭腦之內的鬼打架。覺察這個東西是有境界的，正如現在要講的「境行果」。

「境」是境界，「行」是行為不是行陰，「果」是證得的果。練呼吸練久了，有一些程度，也該有些境界了。高的境界要練久一點才會遇到，先講前面一點的境界。

譬如說，吐氣時全身發熱是一種境界，課程一開始我就提到，我希望上完課之後，各位至少都可以體會這個境界。你們自己去觀察，是不是可以去體會到這種感覺。當你的呼吸夠專注、夠放鬆、節奏夠慢了，呼吸也變得深長了，那你吐氣的時候，會能量灌注全身，而身體發熱，氣足而旺的時候，是會冒汗的。

十年前的秋天，我到花蓮僻靜，沒有注意到天氣報告，便租了一輛腳踏車去海濱公路。一會兒烏雲密布，狂風驟起，暴雨瞬間落下，四周的人都散去，諾大海濱曠野只剩下我。我有點緊張，但仍試圖放鬆，看著遠處的水牛在雨中怡然自得，觀想著自己是水牛，感覺也好多了。

但後來風雨太大，連水牛都消失了，最後只剩下我自己與腳踏車，以及閃電打雷與暴雨，我步行了好遠的距離，終於找到一棵小樹，傍在它旁邊冷得發抖。

因為那位接應我的學生自己也迷路，於是我就在雨中痴痴地站了兩小時，靠著吐納來維持熱氣，也維持自己內心的穩定。我當時已經自己在練習吸一吐二的呼吸法，雖然還不知道安那般那呼吸法門。那一次豪雨造成蘇花公路坍方，蘇澳氣象站測得了史上最大的雨量。

最後我靠自己涉水徒步到市區公路上，回到民宿之後，立刻沖熱水澡回溫，那一次我並沒有感冒。感冒的原理是風邪，一般人正氣不足，尤其是女生，外面風雨一進入身體，陽氣不足以抵抗，於是發生感冒。

身心和法界的光明合一

南師提到的「流光參然下」是什麼狀態？「光的課程」的同學偶爾會體驗到，就是你體內發出來的光。練習打坐時，內心足夠安靜的話，你會看到或是感覺到體內發出來的光。「流光參然下」不只是你自己發光，而是你的光和宇宙的光交織在一起，融為一體。那時你已經知道自己的身體在消失，消失在光裡。這當然是一種境界。你們不要以為境界都是很久遠的事，以為很難，即使境界有淺有深，但你只要用功，都會一步一步親自見到。

南師說：

《達摩禪經》告訴你這句「流光參然下」，是身心和法界的光明合一的狀態，那是境界，必定的境界。那時你一身內外是光，是哪一種光呢？那就看你的功力了。

光的顏色我也還在參透，的確是有不一樣顏色的光，但這不是重點，何況南師常常消遣那些以為見到殊勝光明境界的同學，其實見到的是自己體內器官出狀況的反應。重點是：你有沒有在長期練習呼吸打坐下感受到「輕、緩、暖」的感覺，那是一個最初的指標。

我常常鼓勵同學們提問，不過在提問前，大家可以先簡單辨識一下自己的問題是出自什麼情況：有些是作意而為的問題，也就是只為了提問而問，刷存在感；另外一種就是習慣靠別人，沒有自己先練習回答自己的習慣，沒有自主能力；還有一種知識性的問題，僅止於想要滿足你腦子分門別類的能力。書念太多反而有障蔽，「念過的書」多於你的「體驗」，多念的部分反而是大魔障。那一段成為你的幻想，由自己的投射去詮釋書裡頭所講的，這是一個障；又或者以為「讀到了」就是「知道了」，又是另一個障。

體驗要走在前面，體驗過後再去看書，常常會有拍案叫絕的時刻。我們生命中所有的心得，其實都已經有了著述在書中幫你整理好好的，若能讀到那裡，便是大快人心。

譬如，我以前常聽人說，佛性和神性本自俱足。但我們卻常常感覺不到佛性，不是嗎？那得要回頭去看看，是什麼擋住了我們的佛性和神性。所以我在教學的時候，很強調先去覺察自己內在的恐懼，然後透過靜心與更及時的覺知，去釋放恐懼。後來，我在接觸佛法後知道了「遮遣」一詞，其實就是這樣的意思。往深處去看見是什麼「遮擋」住佛性，然後把它「遣除」掉、解脫掉，這就是遮遣。

所以，當體驗到早有記載的某些境界時，就是你的「自證分」；當然，這個自證分也還需要再精細求證的，那就是「證自證分」。越高端的體驗就會越一致，反而越低端的就是越分裂，越是五花八門莫衷一是。

其實，我們在消融自我時，會有四個階段的光跑出來。你們也可以把「消融自我」看成修行的過程中後面高端的經驗，也可以看成生命在接近死亡的最後四個過程。生命在死亡的過程中，是很類似涅槃的過程。一般人因為覺知力不夠，最終不是走涅槃的那一條路，而是神識渙散崩解，再聚合投生。

死亡前會看見四種光，高端的修行經驗也會經驗到這四種光。第一種是月暈狀的白光，不是明亮的，是月暈狀的，叫做「白顯心」。第二種像是太陽般的橘紅光叫做「紅增心」。接下來是黑光的「黑得心」。最後一種是空的，「根本澄明心」。

光的灌頂

南師說：

真正的境「流光參然下」在密宗叫做「灌頂」，這個時候是佛菩薩真正給你灌頂下來，從上面的虛空中整個灌下來，好像淋浴從頂上淋下來一樣，清涼自在，這就是境、行、果。修行要注意「境」、「行」，和你的功夫配合，最後證「果」。所以修道最後證羅漢果、菩薩果，直到成佛，絕對不是空洞的。

南師提到「流光參然下」就是灌頂，有一種清涼感。我不認為所有的灌頂都是有清涼感的，那要看你的頻率和高端的頻率水位落差多少。如果假設頻率是一到十，你的頻率是三，由十到三時也許會有清涼感，若你是七，也許就是暖呼呼的感覺了。

為什麼有清涼感？因為我們還在二元世界，我們的身體被二元綁縛住了，所以只能感覺熱或冷。極熱之後會變冷，極冷之後是熱，所以清涼感就是高低差而來。

談到境行果，境界剛剛提到很多，行就是要繼續修行，於是會繼續有境，然後一再證得某種果。這是三個層次。修行不是紙上談兵，即使一個人多麼會講，但自己有沒有在裡面，一聽便知道。

長養氣，內外交融

長養氣裡頭有四層：風、喘、氣、息。

「風」是最基本的，就是一般人呼吸的狀態。

「喘」是外風和身體內部的風互相矛盾阻礙、互相爭鬥，為了打通氣的管道而發生的。外面氣與體內的氣牴觸了，呼吸不順就會喘。裡面的氣亂又短，就沒有辦法和外面的氣融合。

呼吸最順是內外交融，內外連成一氣，就像是前面提的「流光參然下」一樣，體內的光和外面的光是連成一氣，融合一體的。呼吸也是這樣，所以呼吸才可以很悠長，甚至到止息的狀態，內外交融。反之就會喘。

第三個階段「氣」，度過第二階段，你不喘了，就成為有能量的氣，讓你全身發熱的氣。最後是「息」，就是只有細微的進出往來，是平息的息，就接近止息。全身每個細胞自然都是往來充滿，好像跟大氣、虛空都相通了，內外交融了。

平靜安住

我「光的課程」常態班級的學生們，即使持續不輟地從頭跟到尾，也要六年的時間，但最後一年是一個月上一次課。對於這些畢業班，我一直有一樣的經驗：明明是比較高階的班級，反而比低幾階的同學們還落後。看到南師講「不退步就是進步」這句話，身為老師，我真的是心有戚戚焉，這代表人的惰性真的很強大。

和南師比起來，我不覺得我自己是多麼用功的人，但是在我所生活的小小世界中，我確實幾乎是最用功的人了，這個事實有時候是令人沮喪的。到底是誰在退步？南師說沒有退步就表示進步，意思是說，退步根本是常態。但這很公平，怠惰了、渾渾噩噩了，就會有坎過不了。用功不是為了成為人中龍鳳，用功是為了讓自己人生更平安，煩惱更少。

「諸行無常，是生滅法，生滅滅已，寂滅為樂」。諸行無常比較好解釋，我們在有形有相的世界中，會對一個人或一件事有固定的看法，譬如你們看到的我是老師，是教你們呼吸法門的老師，你不會看見另外一個我；也許在另一個機緣，你可能對我大失所望，就會認為，靈性老師也不過如此。所以目前對於我，僅僅是你以局限的刻板印象去詮釋你眼前的我而已，根、塵、識三者都在局限中。而這三重局限，便成就了你所謂「安琪老師」這個名相。名相是要瓦解、放下的，否則，多重局限之外的更大世界我們無從得知，而真相、真理其實是在局限之外的。

若我們能從一開始就不被名相所限的話，就不會有許多這樣那樣的感慨了，因為你明白「諸行無常」。身邊你最在乎的人，父母、子女、伴侶、老闆，你們常常有大失所望、痛心疾首的感受，多半都是來自於你對那個角色名相的期望，而並不明白「諸行無常」，不明白對方之所以不能符合父親或母親的角色，有它複雜的各自因緣。

要更仔細地談以上這個道理，得談到「萬法無自性」，世間一切都是因緣合和所生，不具有自己特定不變的性質。

因緣會匯聚也會消散，沒有常態可以去依靠的，一切都是浮沉來去，沒有辦法強加掌控，只能放下，隨緣應化。隨緣應化不是隨波逐流，是視得比自己更大的來勢，而能藉著此勢而行。這是智慧。

既然諸行無常，所以不用執著永恆不變的愛。這不是打擊，是告訴各位真相，在裡面解脫，才會得到永恆的幸福。首先，你看不見因緣起落；再者，你無法掌握，所以隨順是你唯一的一條路，去感知勢能的變化。

「生滅法」就是有起有落、有生有滅。談到生滅法前，先說「生滅滅已、寂滅為樂」。當我們說諸行無常、有生有滅的時候，還是一種比較世俗的講法。在世俗諦是這樣沒錯，但在高端的勝義諦的時候，是始終明明白白的狀態，起來也不當真，幻滅也不當真，因為從來沒有起來過，所以不會有消滅的狀態。這就是生滅滅已。

「諸行無常，是生滅法」，最後的境界是生滅滅已，連生滅都沒有，所以寂滅為樂。樂來自於一切都平息了，無生無滅，就在一種永恆之中，這當然不是你們想像的什麼感覺都沒有，像枯木、朽木一般，而是一種平靜安住的幸福感。

這是我們最終將會達到的處所，它的發端，無疑就是安那般那呼吸法門。

複習：呼吸功法要訣

呼吸功法練習，請掌握以下三個要訣：

1.吸一吐二：

吐氣時間是吸氣時間的兩倍以上，依個人身體狀況自然放鬆，不需刻意計時。

2.將自己當成一個風箱：

讓身體自然地脹縮開闔。首先將氣緩緩洩盡，然後身體自然脹大，氣息進入身體。然後放鬆身體，氣息自然流洩出去。

3.放鬆，再放鬆：

掌握以上兩個要訣呼吸，在初期必定會身體緊繃，因此請以三分之一的注意力在掌握要訣，另外的三分之二完全放鬆。

《莊子・大宗師》：「真人之息以踵，眾人之息以喉。」橫膈膜放鬆，氣向下流動，丹田會發熱，氣甚至會貫穿到腳底。

每天至少十分鐘，閉眼、脊椎挺直，以靜心的方式來練習。此外，在行住坐臥之間也都可以靜下心來這樣呼吸。

呼吸打卡團

歡迎加入一起練功

國家圖書館出版品預行編目 (CIP) 資料

佛系呼吸法：呼吸法門講義 / 田安琪著 . -- 初版 . --
臺北市：天商周出版：家庭傳媒城邦分公司發行，
2020.10
面； 公分
ISBN 978-986-477-936-9(平裝)

1. 呼吸法 2. 健康法

411.12 109015881

佛系呼吸法：呼吸法門講義

作　　者　田安琪
責任編輯　徐藍萍

版　　權　黃淑敏、翁靜如、吳亭儀
行銷業務　王瑜、周佑潔
總 編 輯　徐藍萍
總 經 理　彭之琬
事業群總經理　黃淑貞
發 行 人　何飛鵬
法律顧問　元禾法律事務所　王子文律師
出　　版　商周出版　台北市 104 民生東路二段 141 號 9 樓
電話：(02) 25007008　傳真：(02)25007759
E-mail：bwp.service@cite.com.tw
發　　行　英屬蓋曼群島商家庭傳媒股份有限公司城邦分公司
台北市中山區民生東路二段 141 號 2 樓
書虫客服服務專線：02-25007718　02-25007719
24 小時傳真服務：02-25001990　02-25001991
服務時間：週一至週五 9:30-12:00　13:30-17:00
劃撥帳號：19863813　戶名：書虫股份有限公司
讀者服務信箱 E-mail：service@readingclub.com.tw
香港發行所　城邦（香港）出版集團有限公司　香港灣仔駱克道 193 號東超商業中心 1 樓
E-mail: hkcite@biznetvigator.com　電話：(852)25086231　傳真：(852)25789337
馬新發行所　城邦（馬新）出版集團 Cite (M) Sdn Bhd
41, Jalan Radin Anum, Bandar Baru Sri Petaling, 57000 Kuala Lumpur, Malaysia.
Tel: (603) 90578822　Fax: (603) 90576622　Email: cite@cite.com.my

封面設計　張燕儀
印　　刷　卡樂製版印刷事業有限公司
總 經 銷　聯合發行股份有限公司　新北市 231 新店區寶橋路 235 巷 6 弄 6 號 2 樓
電話：(02) 2917-8022　傳真：(02) 2911-0053

■2020 年 9 月 27 日初版
■2023 年 9 月 26 日初版 2.6 刷

城邦讀書花園
www.cite.com.tw

Printed in Taiwan

定價 320 元

 ISBN 978-986-477-936-9